王陇德总主编　　　　健康9元书系列

克服过敏症

主　编
王振刚
编　著
高　圆　刘　聪　刘文斌
王天佑　胥　杰

金盾出版社

内 容 提 要

本书以“过敏知识篇”开始，介绍一些免疫学的基本知识。几乎所有的过敏症谜底都可以用免疫学这把钥匙解开。本书主要介绍呼吸系统、消化系统及皮肤过敏症，以及具有特殊表现的小儿过敏症等。正确对待过敏症是本书的重点，就是依据科学理论，采取正确步骤和措施，医患协商制订治疗方案，尤其重要的是不要乱用药。本书还介绍了一些筛查过敏症的基本方法和原理，这些试验和筛查方法的具体实施则需要在医生的指导下进行。

图书在版编目(CIP)数据

克服过敏症/王振刚主编．-- 北京：金盾出版社，2012.5

(健康9元书系列/王陇德总主编)

ISBN 978-7-5082-7615-1

Ⅰ.①克… Ⅱ.①王… Ⅲ.①变态反应病—防治 Ⅳ.①R593.1

中国版本图书馆CIP数据核字(2012)第082069号

金盾出版社出版、总发行

北京太平路5号(地铁万寿路站往南)

邮政编码:100036 电话:68214039 83219215

传真:68276683 网址:www.jdcbs.cn

封面印刷:北京蓝迪彩色印务有限公司

正文印刷:北京万友印刷有限公司

装订:北京万友印刷有限公司

各地新华书店经销

开本:787×930 1/32 印张:3.75 字数:50千字

2012年5月第1版第1次印刷

印数:1～50 000册 定价:9.00元

编委会

序

随着经济的发展，时代的进步，医疗卫生水平的提高，我国疾病谱发生了很大变化，预防为主的观念也在变化。过去讲预防为主，主要是预防传染病，因为传染病是当时居民的主要死亡因素。近些年来，虽然传染病得到有效控制，可是脑卒中、冠心病、高血压、糖尿病等慢性病却成为影响居民健康的主要因素。2008 年公布的“我国居民第三次死因抽样调查结果”显示，脑血管病已成为我国国民第一位的死亡原因，死亡率是欧美国家的 4～5 倍、日本的 3.5 倍，甚至高于泰国、印度等发展中国家。《中国心血管病报告 2010》显示，目前全国有高血压患者 2 亿人，成为严重威胁我国人民健康的主要疾病。然而，我国人群高血压的知晓率、治疗率和控制率仅分别为 30.2%、24.7%和 6.1%，仍处于较低水平。高血压不仅是一个独立的疾病，也是脑卒中、冠心病、肾衰竭和眼底病变的主要危险因素。高血压患者还常常伴有糖尿病等慢性疾患。

当前，造成我国国民慢性疾病上升的主要原因有：

不健康的生活方式：除了平均寿命延长以外，另一个主要原因就是长期不健康的生活方式。不健康的生活方式助长了慢性病的高发和威胁。很多人长期大鱼大肉，摄入过多的热能，加之不良的生活习惯，如过量饮酒、吸烟、身体活动不足，导致肥胖、血管硬化等。这些都是慢性疾病的主要危险因素。

健康素养水平较低：人民的健康知识并未随着生活水平的提高而增多。中国健康教育中心（卫生部新闻宣传中心）公布的我国首次居民健康素养调查结果显示，我国居民具备健康素养的总体水平为6.48%，即每100人中仅有不到7人具备健康素养。本次调查就科学健康观、传染病预防、慢性病预防、安全与急救、基本医疗5类健康问题相关素养现状进行了分析。结果表明，慢性病预防素养水平最低，仅为4.66%。

养生保健中的误区：由于健康知识的不足，人们在养生保健中的误区也十分常见，如蛋黄里含有大量的胆固醇，血脂高的人群不能吃蛋黄；水果是零食，可吃可不吃；爬山是中老年人最好的锻炼；闻鸡起舞，中老年人晨练好处多等。这些误区不仅起不到保健的作用，而且可能造成对健康的损害。

由此可见，改变人们不科学的生活方式，提高群众的健康知识水平显得尤其重要。金盾出版社邀我组织编写一套防病治病和养生保健类的科普图书。《健康9元书系列》正是秉承了这一使命，将深奥的医学科学知识转化为通俗易懂的老百姓的语言，将科学的健康知识呈现给大家，正确指导群众的保健行为。《健康9元书系列》共50种，编写此套系列丛书的50余位作者中，既有胡大一、洪昭光、向红丁等一批全国知名的大专家，也有活跃在基层医院临床第一线的中青年专家。他们都拥有扎实的医学理论基础和丰富的临床经验。更为难能可贵的是，他们除了做好自己的医疗、教学和科研工作以外，都热衷于健康科普宣传工作，花费了大量的业余时间编写这套系列丛书。这套系列书从常见病的防治到科学的养生保健方法，从慢性疾病的营养配餐到心理保健，涉及面广，实用性强，让读者看得懂，学得会，用得上。希望通过《健康 9 元书系列》的出版，为我国民众的健康知识教育和健康水平的提高贡献一份力量。

中华预防医学会会长

中国工程院院士

2012 年 4 月于北京

前　言

如果留心的话,您会发现身边的不少人经常咳嗽、打喷嚏,甚至一连打好几个喷嚏。您还会发现不少爱美女士,即使天气很热也不穿“短衣短裙”。还有的人吃东西“很挑剔”。为什么呢?任何事情的发生是有其潜在的科学规律的,了解事物的发生、发展,了解其内在的科学知识,就会“见怪不怪”。过敏症就是这样的一种事。

过敏症的基本原理是免疫学。其中,过敏原、过敏反应和过敏表现是过敏症的三大要素,缺一不可。过敏症的诊断就是依据其现象(表现)推定过敏反应和过敏原存在的过程;过敏症的治疗则是人为阻止“三要素”中的某一节点或其全部。核心问题是发现、清除或避免接触过敏原。然而,科学的发展尚不完善、现代的医疗还很有限,临床医生和过敏症患者需要携起手来,共同应对过敏症。

本书内容以下几点值得关注:

1. 了解免疫学基本知识　为了更容易地了解过敏症的实质,本书以“过敏知识篇”开始,介绍一些免疫学的基本知识。几乎所有的过敏症谜底都可以用免疫学这把钥匙解开。

2. 过敏症是一个全身疾病　由于免疫系统存

在于身体的各个部位，因此过敏症一定是全身性的。一般来说，它可以在某一个器官反应比较明显。本书主要介绍呼吸系统、消化系统、皮肤等过敏症，以及具有特殊表现的小儿过敏症。

3. 正确对待过敏症 这是本书的重点。其中心内容就是要依据科学理论，采取正确步骤和措施，医患协商治疗方案，尤其重要的是不要乱用药。本书还介绍了一些筛查过敏症的基本方法和原理，这些试验和筛查方法的具体实施一定要在医生的指导下进行。过敏症的具体治疗则一定要去医院，并遵医嘱服药。

本书以问答的形式，将各个系统常见的过敏症表现逐一作了介绍。依据过敏症的基本知识，患者能够成功地查找到过敏症的根源（过敏原），并且能够及时与专科医生沟通得到有效治疗，那么，就达到了作者写这本书目的。

王振刚

目　录

一、过敏知识篇

免疫是机体对疾病的免除，是机体重要的自我保护功能之一。人体的免疫分为先天免疫和获得性免疫。先天免疫是人体的第一道防线，是天生固有的，由皮肤、黏膜及与此相关的一套解剖结构所组成，如呼吸道、消化道、泌尿道与外界相连通的部位（如口咽部、鼻部、会阴部），依靠机械的物理屏障及非特异性杀伤机制（如 PMN）完成免疫功能的系统，是针对所有外来物质或病原体的；而获得性免疫则是机体免疫系统在接触抗原刺激后产生的，它的产生需要一定时间、步骤和场所，是针对特定抗原或病原体的免疫反应。

免疫反应是指免疫过程中所有相关的反应。参与这一反应的器官分为中枢性免疫器官（如胸腺、骨髓）和外周性免疫器官（如淋巴结、脾脏等）。参与这一反应的细胞分为 T 细胞、B 细胞和抗原递呈细胞；参与这一反应的分子主要包括补体、免疫球蛋白、多种细胞因子，以及人类白细胞相容抗原等。上述这些参与免疫反应的分子、细胞和器官组成了免疫系统。

过敏症是临床免疫学方面最紧急的事件。现在描述为一组包括免疫或非免疫机制、常常是突发的、涉及多个靶器官的严重临床症状；是一个具有多种诱发物、致病机制不尽相同的临床综合征。因此，了解过敏症的原因、后果及自我监护十分重要。

正常人群中过敏症的总患病率为10%～60%不等，小儿时期常见。男女发病基本相似。

1. 什么是过敏症

过敏，顾名思义，就是对某种物质过度敏感，是人体对某些物质如食物、药物或其他外界刺激的感受性异常增高的一种现象。

过敏不是一个疾病的名称，而是一组疾病症状的统称。

2. 过敏症最常累及的器官有哪些

过敏症是一种全身病，可以累及人体的各个器官，因此过敏症表现多种多样。

由于最常接触外界物质的器官有三个，因此，它们也是最常发生过敏反应的器官。这三个器官是：呼吸道，过敏表现有过敏性鼻炎、过敏性哮喘等；消化道，过敏表现为腹痛、腹泻、恶心、呕吐等；皮肤黏膜，过敏表现主要为各种皮疹。

3. 为什么会发生过敏症

过敏症的实质是过敏反应，属于免疫及免疫反应的科学知识范畴。

在正常情况下，当外来物质接触人体时，首先需要通过机体的免疫系统。这个免疫系统分为先天性免疫系统和获得性免疫系统两大类。人体的免疫系统会依据“经验”，采取一系列反应，决定是“接受”还是“拒绝”这些外来的物质。

如果人体的免疫系统决定“拒绝”一些物质来访的话，过敏反应就是其中的一种“拒绝”形式或手段。过敏反应就属于获得性免疫反应。

4. 什么是免疫反应，什么是过敏反应

免疫反应是机体保护自己免受外来致病原侵害的反应。所谓过敏反应，其实质就是过敏原引起的免疫反应。

任何免疫反应均需经历三个阶段：即抗原激发阶段、细胞增殖分化阶段、效应阶段。

特异性免疫过程的起始来源于机体对抗原的接触。一般通过皮肤接触或皮下注射或眼结膜接触、消化道食入、呼吸道吸入或腹腔注射等途径。首先，接触抗原部位的抗原递呈细胞（APC 细胞）对抗原进行处理，包括对抗原的吞噬、消化；然后 APC 细胞将处理后的抗原递呈给机体免疫系统中的 T 淋巴细胞、B 淋巴细胞，接受抗原递呈后，机体免疫系统的 T 细胞被激活，进而分化和增殖，并通过“细胞交谈”（cell talk）将信息传递给其他相关细胞；在效应阶段，各种炎症细胞各显其能，包括 B 淋巴细胞产生抗体和 T 细胞产生多种致炎因子，分别产生相应的效应作用，如细胞杀伤（细胞免疫）或抗原抗体反应（体液免疫），以清除抗原的刺激。

能引起免疫反应的物质叫做抗原。抗原的种类有多种，可以来自于细菌、病毒、寄生虫，也可以是机体变性坏死的组织。

5. 什么是抗原，什么是半抗原

能够激发免疫反应的物质称之为抗原；同样，能

激发过敏反应的物质称之为过敏原。

抗原是一类大分子物质，具有以下特点：这些物质的分子量足够大；这些物质具有一定的空间结构；这些物质还必须具有抗原性，即能够被免疫系统所识别而激发免疫反应的能力。几乎所有的蛋白质类物质均可满足这一要求，因此大多数致敏原都是蛋白质类物质。

有些物质本身尽管有一定的分子量，但其本身不足以单独引起免疫反应，即不具有抗原性，这些物质称之为半抗原；但当半抗原与另外一些物质（如蛋白质）结合后，分子量变大，空间结构发生改变，因而使其具有激发免疫反应的能力，此时，半抗原变成了完全抗原。抗原（过敏原）的存在是免疫（过敏）反应发生的必要条件。

经过上述三步骤产生的抗体都是特异性的，即一种抗体只针对一种抗原发生反应。这就是人体免疫系统的奥妙之处。

6. 变态反应有哪几种类型

无论何种抗原引起的反应，机体免疫系统对抗原或致敏物质的清除机制可以归类于四个类型的免疫反应，医学上又称变态反应，分别叫做：Ⅰ型变态反应（又称速发型变态反应）；Ⅱ型变态反应（抗体依赖性细胞毒变态反应）；Ⅲ型变态反应（抗原抗体免疫复合物型变态反应）和Ⅳ型变态反应（又称迟发性变态反应）。

7. 各型变态反应之间有什么异同

不同的致敏原或抗原可诱导不同的免疫反应。

Ⅰ型变态反应的特点是免疫球蛋白 E 的参与和肥大细胞等释放炎症递质导致血管通透性增加的反应。这一过程发生迅速，当接触到过敏原后仅需数分钟即可达到反应高峰，而脱离过敏原后，此反应亦可迅速消失。如青霉素过敏反应、过敏性哮喘等。Ⅱ型变态反应的发生需要抗体介导的细胞杀伤作用；多见于桥本甲状腺炎病。Ⅲ性变态反应的特点是抗原抗体反应，激活补体介导的细胞杀伤作用；多见于系统性红斑狼疮、血清病等。Ⅳ型变态反应的发生比较迟缓，一般需要 3 天以上，主要是抗原诱导的细胞因子介导的细胞募集和细胞增殖作用，如结核菌素试验反应。

与过敏相关的免疫反应多属于Ⅰ型变态反应。

8. 有哪些常见的过敏原

由上述知识可知，过敏原的种类可以有多种。据医学文献记载，其数量接近 2 万种；常见的有 2 000～3 000 种；按照日常生活中最常见过敏原的接触途径，分类如下：

(1)经呼吸道吸入的过敏原：如花粉、柳絮、粉尘、螨虫、动物皮屑等。

(2)经消化道食入的过敏原：如牛奶、鸡蛋、鱼虾、牛羊肉、海鲜、药物(如青霉素、磺胺)、异体蛋白及一些蔬菜、水果等。

(3)经皮肤或黏膜接触的过敏原：如化妆品、染发剂、洗涤用品(如洗发水、洗洁精、肥皂)、化纤用品、塑料、金属饰品(手表、项链、戒指、耳环、腰带)、细菌、真菌、病毒、寄生虫等。

(4)经皮下、肌内、静脉或腹腔注射的过敏原如青霉素、链霉素、异种血清(如疫苗)等。

(5)来自于特殊途径的抗原(过敏原):即自身组织抗原。由于理化因素、外伤、感染或疾病导致的自身组织结构改变,或正常情况下不被自身免疫系统识别的自身组织(或称隐蔽抗原)释放入血(导致被免疫系统识别,引起免疫反应)均可成为抗原或过敏原(图 1)。

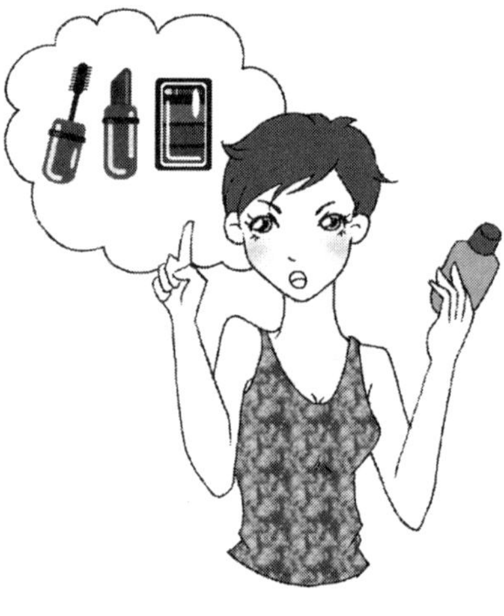

图 1　经皮肤或黏膜接触的过敏原

9. 哪些地方容易存在过敏原

由过敏原的种类和数量统计可知,过敏原存在于现代生活中的每一个角落、每一个环节。从食物(动物、植物、调味品)、空气(花粉、灰尘、香料)、日光(紫外线)、日用品、办公用品、化妆品、药物,到服装面料、家具装饰材料等,都可能成为过敏原,引起一些轻重不同、表现各异的过敏症状，如皮肤瘙痒、起皮疹、咳嗽、气喘、打喷嚏、流鼻涕，甚至呼吸困难。

最常见的过敏原是存在于灰尘、衣服、玩具、动物之中的螨虫、真菌；其次是花粉。一年四季都有不同的植物进行授粉，当花粉播散在空气中时，就有可能导致过敏性疾病，如过敏性鼻炎、支气管炎、哮喘、荨麻疹的发作；此外，虾、蟹、黄豆和花生等食品，是最常见的食物过敏原。还有一些药品。

10. 哪些因素可以影响机体对抗原或过敏原反应

机体免疫系统对抗原或过敏原的反应受许多因素影响。主要取决于以下几个方面：

(1)抗原或过敏原进入体内的途径：有几种抗原进入体内的途径：经口、经呼吸道、经血液、经皮肤或皮下。一般来说，经口进入体内的抗原致敏性最低。

(2)抗原或过敏原的剂量：一般来说，抗原或过敏原的剂量越大，机体免疫反应越强烈。

(3)机体免疫系统的成熟状态：年龄、营养状态等因素对机体免疫系统的反应状态有一定影响。

(4)药物：一些抑制免疫功能的药物如激素、免疫抑制剂等，也是不可忽视的影响机体免疫反应的因素。

11. 免疫反应有什么特殊功能

免疫反应具有特殊的记忆功能。这一记忆功能表现在免疫系统对第一次接触抗原(初级反应)和第二次接触抗原(二级反应)的反应有很大不同。

免疫反应分为初级反应和二级反应。初级反应是机体免疫系统首次接触抗原或过敏原后，激发免疫系统的一系列反应，激活B细胞分化和成熟，通过产生免疫球蛋白(抗体)而发挥免疫功效。在此过程中，有一部分B细胞分化成为记忆细胞。当机体免疫系统再次接触相同的抗原或过敏原时，免疫系统的记忆功能发挥作用，第二次免疫反应将会比初次的反应更加强烈和强有力。

因此，发生免疫反应的患者多是再次接触到了抗原或过敏原。

12. 免疫功能能否始终保持正常

免疫功能不能始终保持正常。过敏症就是免疫功能不正常的具体表现。

毫无疑问，正常的免疫及自身免疫反应对维持机体健康和各系统功能的正常运行具有十分重要的作用。当各种原因导致的免疫功能紊乱时，可以出现三种情况：

(1)免疫功能亢进：类似的情况就是过敏反应的实质，如食物或药物的过敏；类似的疾病见于过敏性哮喘，发病机制为Ⅰ型变态反应。

(2)免疫功能低下：类似的情况容易发生各种感染性疾病，如呼吸道感染、皮肤感染、泌尿道感染、生殖系统感染、消化道感染等，以及艾滋病。

(3)免疫识别功能异常：即免疫系统对自身组织器官发生攻击。其原因与免疫系统对自身组织或抗原的识别发生错误有关。由此而产生的疾病情况就是自身免疫病或风湿病的发病机制。

13. 过敏反应常见有哪些表现

过敏反应是一种全身反应，包括全身症状和各脏器损害的表现。主要表现在皮肤黏膜、上下呼吸道、上下消化道，因此在上述相应部位都有各自的相应临床表现。一些严重的过敏反应还可出现心脏、血管、内分泌方面的表现，如心跳加快、出汗、血压降低，甚至休克和死亡。

皮肤过敏症状可表现各种皮疹，以荨麻疹、湿疹或药疹最常见，固定性红斑最典型等，多伴有瘙痒。病因可为食物、药物，或因虫咬，或与化妆品、油漆、外用药物等直接接触所引起。

黏膜过敏表现多发生在眼部，如过敏性结膜炎，表现为结膜充血、流泪、分泌物，眼睑痒；外耳道隐痛和有少量渗液（外耳道炎）；口腔黏膜表现为口唇肿胀、口唇麻木及烧灼感、溃疡、水疱等。眼、鼻、耳症状多数因花粉所致。

上呼吸道过敏主要表现为过敏性鼻炎，多表现为连续的打喷嚏、流清涕；严重者可表现为喉头水肿，导致严重吸气性呼吸困难而危及生命。

下呼吸道过敏多表现为支气管哮喘，胸闷、咳嗽无痰，呼气性呼吸困难，肺部哮鸣音，夜间发作明显。

呼吸道症状多因吸入花粉、尘埃、螨、动物皮毛等变态原所引起。部分患者支气管哮喘的发作与某些食物、药物（如阿司匹林）有关。

消化道过敏的表现无特异性，表现为腹痛、腹泻、恶心、呕吐等。多数因食物、药物等过敏原经口进入胃肠道所致。

神经系统症状主要是头痛，且大多为头部一侧搏动性疼痛。通常所说的偏头痛中，部分就是由变态反应所引起。

其他血液系统、肝脏、肾脏等内脏器官也可发生变态反应性损害，而出现相应的症状。

肌肉关节表现类似于血清病，常是由动物血清制品所引起，表现为发热、皮疹、关节酸痛等症状(图 2)。

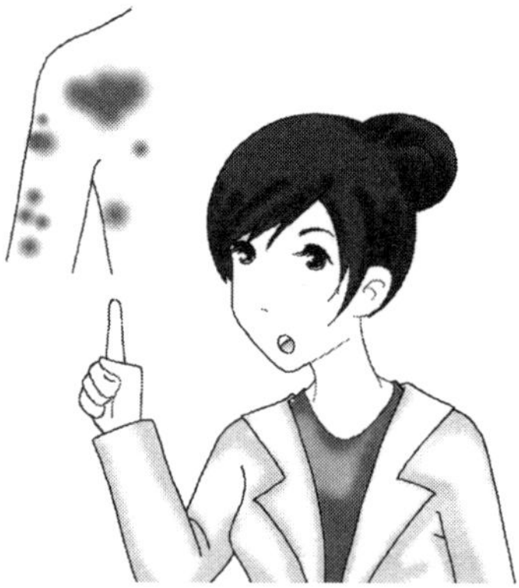

图 2　皮肤过敏症状以荨麻疹、湿疹或药疹最常见

14. 如何识别过敏反应

这个问题很重要。由于各种过敏反应的严重程度不同，如果不能及时识别过敏反应而致使其反复发作的话，轻型过敏反应会逐渐加重，直到不可预测的情况发生。

过敏反应常有以下几个特征：

(1)反复发作：主要与反复接触过敏原(抗原)相关。反复接触抗原一方面可导致过敏，另一方面还可加重过敏反应，此与机体免疫系统的记忆反应有关。

(2)伴瘙痒：瘙痒是过敏的特征之一，但不是特异性的。过敏性鼻炎或过敏性结膜炎患者，鼻部瘙痒或眼睑瘙痒为其鉴别的特点。

(3)季节性：如花粉过敏，不同的花粉有不同的季节性。对花粉过敏者表现为较强的季节性，如春季的频繁发作。

(4)特定环境或情景下的发作：如对室内螨虫过敏者或接触性皮炎的患者在同一个房间或接触同一物品就容易发生过敏反应。

排除其他因素，如其他的疾病状态。如果医生或患者能够注意到上述几点，识别过敏症并不难。

15. 什么样的人容易发生过敏

具有过敏体质的人容易发生过敏。过敏体质，医学上称作遗传素质，也就是内因。

遗传素质体现在过敏症如药物过敏患者比正常人有较高的本人或家族过敏史或过敏发生率。尽管过敏素质与遗传关系密切，但重要的是，过敏体质是不能直接由亲体遗传给下一代的。例如，很少有父母对某种药物过敏，其初生婴儿亦对同种药物过敏。

药物过敏多发生在多次接触同一种药物之后，而极少发生于首次使用者。对其他物质的过敏也是一样。

药物过敏毕竟只限于极少数人。由此可见：不是所有的人都会发生过敏反应。只有那些具有遗传素质的个体、多次接触某一种物质之后，才有可能发生过敏反应或发生过敏的几率增高。

16. 过敏体质的人有什么特殊生理病理迹象

除了日常生活发生过敏外，从免疫学角度看，过敏体质的人还有以下特征：

(1)外周血嗜酸细胞增高：嗜酸细胞是过敏反应的一个信号，参与多种变态反应。

(2)免疫球蛋白 E(IgE)增高：IgE 是介导Ⅰ型变态反应的抗体，正常人血清中 IgE 含量极微。某些过敏体质者血清 IgE 含量比正常人高 1 000～10 000 倍。

(3)Th1 与 Th2 的比例失调：正常人辅助性 T 细胞 1(Th1)和辅助性 T 细胞 2(Th2)两类细胞有一定的比例，两者协调，使人体免疫保持平衡。某些过敏体质者往往 Th2 细胞占优势。Th2 细胞能分泌一种称为白细胞介素-4(IL-4)的物质，它能诱导 IgE 的合成，使血清 IgE 水平升高。

(4)一些酶缺乏：如消化酶缺乏。正常人体胃肠道具有多种消化酶，使进入胃肠道的蛋白质性食物完全分解后再吸收入血，而某些过敏体质者缺乏消化酶，使蛋白质未充分分解即吸收入血，使异种蛋白进入体内引起胃肠道过敏反应。此类患者常同时缺乏分布于肠黏膜表面的保护性抗体——分泌型免疫球蛋白 A(SIgA)，缺乏此类抗体可使肠道细菌在黏膜表面造成炎症，这样便加速了肠黏膜对异种蛋白吸收，诱发胃肠道过敏反应。

还有组胺酶缺乏。正常人体含一定量的组胺酶，对过敏反应中某些细胞释放的组胺(可使平滑肌收缩、毛细血管扩张、通透性增加等）具有降解作用而减轻组胺的作用。因此正常人即使对某些物质有过敏反应，症状也不明显。

某些过敏体质者缺乏组胺酶，对组胺相关的炎症反应的抑制力不足，而表现出明显的过敏症状。

造成上述免疫学异常的根本原因也常与遗传因素密切相关。

17. 为什么过敏反应也有个体差异

过敏体质是指容易发生过敏反应和过敏性疾病而又找不到发病原因的情况。

由于机体的免疫反应接受基因的调控，即基因型决定了某个个体的免疫系统对某种物质的反应形式，因此过敏体质就是个体基因遗传倾向的具体反映。

具有过敏体质的人容易发生过敏反应及过敏性疾病，但有些人出现皮肤病变如湿疹、荨麻疹；有些人出现呼吸道表现如过敏性哮喘，还有些人则对某些药物特别敏感而发生药物性皮炎。

这些过敏表现可以有个体差异，一些人可以很轻，一般不影响日常生活；也可以部分影响生活和工作。然而，重症患者不但明显影响生活和工作，还可以危及生命，如发生喉头水肿、过敏性休克、剥脱性皮炎等。这些也与体质（遗传）有关。

18. 应该怎样看待过敏症

首先不要害怕过敏症。你能想象得到人们常喝的牛奶，常吃的鸡蛋、花生和腰果会引起生命危险吗？实际上，这种情况并非常见。

但又不容忽视过敏症。实际上，过敏症给患者带来的痛苦是很难忘记的。时间长了，可能会有所麻痹，或忽略了过敏食物、药物等的“隐形存在”而招致大祸降临。

这里应该提醒大家的是：过分担心发生过敏反应（尤其是过敏原检查阳性时）会感到“草木皆兵”，无法生存；而不太在意过敏实验检查阳性的物质（尤其是曾经发生过严重过敏反应的人），又不了解其对策时，就会酿成大错。

19. 怎样应对过敏症

（1）正确认识：既要了解过敏症的危害，但又不能过分担心。同时，还应该学习和掌握相关知识和必要的技能（软件准备），做好必要的准备，如常用药物（硬件准备）等。

（2）找出过敏原：原则上都应该尽力找出过敏原。对于过敏症的患者，这是“根治”过敏症惟一有效的办法。寻找过敏原的办法有很多，如对生活事件与过敏症发作之间关系的寻找和确认，过敏原检测（血清检测、皮试、仪器检测），需要医生的帮助。

（3）避免或消除过敏原：一旦过敏原被确定，就应该尽力消除过敏原或避免接触过敏原。

（4）应对过敏原：对于难以避免又难以消除的过敏原，可以采取减轻其致敏作用的办法，如脱敏治疗。

另外，加强体质锻炼，尽管不能直接减轻过敏，但对改善和调节免疫功能可发挥有益作用。

20. 什么是过敏性休克

实际上，过敏性休克就是一种过敏性疾病的极严重表现，是过敏症患者的急性突发事件。

表现为：过敏体质者接触食物、药物等过敏原后，发生全身皮肤瘙痒、皮疹或水肿，喉头水肿导致呼吸困难，急性心血管衰竭导致心悸、大汗、眼前黑蒙、晕厥等症状。过敏性休克具有发病急、进展快等特点，如抢救不及时，可能引起生命危险。

过敏性休克的发生是无法预期的。医生在临床中发现，由于缺乏对过敏性休克的认识，患者发病后往往没有得到及时救治，错过了最佳治疗时机；或由于对过敏性休克的早期识别和诊治存在误区和处置不当，导致一部分患者延误治疗。过敏性休克的抢救应该首选肾上腺素，而不是选择抗组胺药物和糖皮质激素治疗（图 3）。

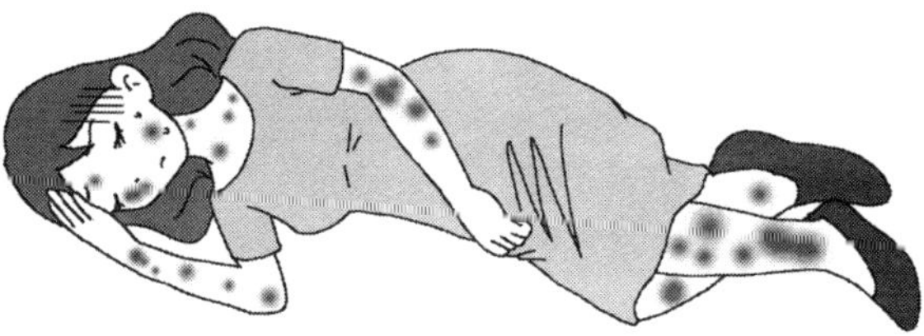

图 3　过敏性休克是一种过敏性疾病的极严重表现

21. 如何终止免疫反应而治疗过敏症

免疫反应的终止也需要分三部分。

第一，避免触发免疫反应。实质就是避免接触过敏原。脱离抗原或过敏原，以及避免再次接触是终止免疫反应和预防再次过敏的关键。

第二，减轻炎症反应。在过敏的发生过程中，炎症递质起着直接的作用。过敏反应一旦发生就很难终止，因此药物治疗的作用主要是抑制免疫反应中炎性递质的作用，如过敏反应中肥大细胞和嗜碱粒细胞所释放的组胺等炎性递质，减轻其对机体的伤害。

第三，降低免疫系统的高(过强的)反应性。理论上可以使用糖皮质激素及免疫抑制剂，但这些药物的长期使用会带来实际问题(如不良反应等)。

目前，已有不少关于降低免疫系统的高反应性的研究进展。例如，利用高科技手段制作靶向药物，阻断免疫反应中的某一个环节已成为可能，如针对IL-5的单克隆抗体。但是，尚未广泛临床应用于过敏性疾病的治疗。

二、呼吸系统过敏篇

呼吸系统是人体直接与外界进行气体交换、物质交换、表面积最大的系统。成年人每天吸入空气约 2 000 升，因此，呼吸系统最容易遭受悬浮于环境空气中的有害物质，如微生物、尘埃、有害物质的侵袭。同时，呼吸系统又是血流丰富的、重要的免疫器官。

呼吸系统与免疫相关的炎症反应机制失衡是导致呼吸道损伤的重要因素。

支气管哮喘和过敏性鼻炎是常见的呼吸道疾病，由多种炎症细胞参与的气道慢性炎症导致气道高反应性而出现反复发作的喘息、气急、胸闷或咳嗽。

支气管哮喘与遗传、过敏原（药物、食品添加剂等）、促发因素（感染、气候、环境、运动、药物、月经）等有关。

据 2000 年统计，该病在我国儿童的发病率为 0.12～3.34％，较 10 年前上升了约 65％。因此，应加以足够的重视。

很多支气管哮喘患者在确诊之前常常经历很长时间的误诊过程，被诊断为慢性支气管炎、咽炎等，由于错误的诊断导致治疗方案的错误，不仅延误治疗，给患者造成身体上的痛苦，也给患者带来精神上、心理上的痛苦。其实，比较典型的支气管哮喘诊断起来并不困难，主要的诊断标准有 5 条：

(1)反复发作喘息、气急、胸闷或咳嗽,多与接触变应原、冷空气、物理、化学性刺激,以及病毒性上呼吸道感染、运动等有关。

(2)发作时在双肺可闻及散在或弥漫性,以呼气相为主的哮鸣音,呼气相延长。

(3)上述症状和体征可经治疗缓解或自行缓解。

(4)除外其他疾病所引起的喘息、气急、胸闷和咳嗽。

(5)临床表现不典型者(如无明显喘息或体征),应至少具备以下 1 项肺功能试验阳性。①支气管激发试验或运动激发试验阳性。②支气管舒张试验阳性 FEV1 增加≥12%,且 FEV1 增加绝对值≥200ml。③呼气流量峰值(PEF)日内(或 2 周)变异率≥20%。

符合 1～4 条或 4、5 条者,可以诊断为哮喘。

以下主要讨论过敏性鼻炎、咳嗽性哮喘、花粉过敏、哮喘的特殊问题。

1.“感冒”时间长了就会得鼻炎吗

这个问题很有代表性。不少患者从每年 3 月份起就总是感冒,时轻时重,有时还发热,还老是鼻痒、鼻塞、流鼻涕、打喷嚏,多种“感冒药”治疗均无效。实际上,这样的情况可能不是“感冒”而是过敏性鼻炎(图 4)。

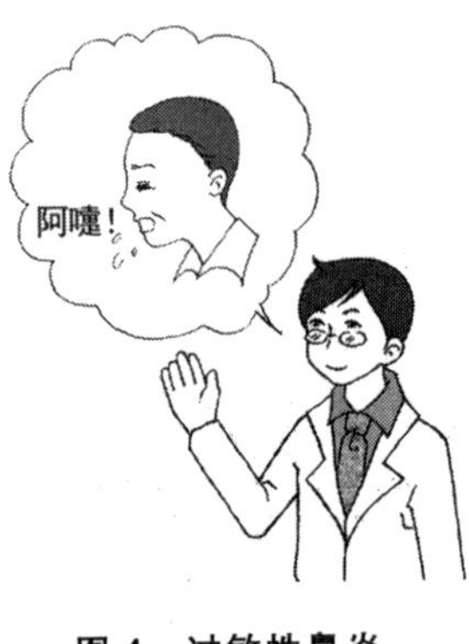

图 4　过敏性鼻炎

经常会有人弄不清鼻

炎和感冒，认为打喷嚏就是感冒。每当春秋季出现鼻痒、打喷嚏、流鼻涕、鼻塞等症状时，就误以为是换季穿衣、饮食不当引发的“顽固性感冒”或“热伤风”，又怕去医院就诊耗费时间和金钱，干脆自行服用感冒药物，结果导致病程迁延，最终可呈终年鼻塞、流涕的持续状态。

2. 感冒与过敏性鼻炎有什么相同和不同的地方

感冒，或称上感，就是通常所说的上呼吸道感染（呼吸道的气管以上部分），一般是由病毒、细菌等微生物感染导致的疾病。过敏性鼻炎则是非感染性的上呼吸道疾病，由过敏原所导致。过敏性鼻炎和普通感冒均可表现为鼻黏膜充血、水肿，临床症状可以很相似。

过敏与感冒最明显的区别是：症状在白天明显比晚上严重；在干燥刮风天气鼻炎加重，雨天减轻；在车内要比在车外感觉好。过敏性鼻炎患者往往伴有过敏性结膜炎的症状如眼痒、流泪等，而感冒通常会伴有发热等。

春季发生的过敏性鼻炎和感冒的最棘手之处就在于它们之间难以区分和辨认。

3. 如何区分感冒和过敏性鼻炎

春季是过敏性鼻炎高发期。到底如何区分春季发生的感冒还是过敏性鼻炎呢？一般可以从以下几个方面来进行初步判断。

（1）打喷嚏的次数：一般来说，得了感冒虽然会打喷嚏，但次数并不多，更不会连续打十几个甚至几十个，而过敏性鼻炎的症状之一就是连续打喷嚏。

(2)鼻痒：感冒时，鼻子并不会很痒，鼻塞较为常见。但如果得了过敏性鼻炎，患者的鼻腔与咽喉都会发痒，甚至出现眼睛、面颊部位的瘙痒。

(3)流清水鼻涕：感冒初期会流清水鼻涕，但量一般不多。过敏性鼻炎则恰恰相反，患者在打喷嚏的同时，还会流大量的鼻涕。

(4)其他不适：感冒是由于人体免疫力下降，病毒或细菌侵入导致呼吸道感染引起的。因此，在感冒的同时，还会并发一些全身症状，如头晕、头痛、全身无力、肌肉酸痛等。而过敏性鼻炎发作时并不会出现上述全身症状。

(5)感冒的病程较短：通常 1～2 周即可，而过敏性鼻炎则病程较长，有时会常年反复发作。

4. 过敏性鼻炎结膜炎是由什么引起的

过敏性结膜炎，又称春季卡他性结膜炎，是眼睛表面黏膜对空气中悬浮的过敏原产生的过敏反应。急性发作期会出现结膜红肿、充血、流泪等，也可能呈现眼睑肿胀、眼窝周围水肿；因眼睛发痒而过度揉眼睛，由此可导致眼睛的进一步伤害。除了眼睛不适症状外，同时还可有鼻腔过敏症状。因此临床上也称为过敏性鼻炎结膜炎。

过敏性结膜炎是常见的一种疾病。成年人或儿童都可患病，但以儿童居多，特别是具有过敏体质的儿童更容易发作。

依据过敏原的不同，过敏性鼻炎结膜炎可分为季节性过敏性鼻炎结膜炎和常年性过敏性鼻炎结膜炎。前者多是对花粉过敏，特别是在夏季花粉热发作的季节较常见。后者的过敏原可能是尘螨、动物皮毛、空气中悬浮灰尘、湿冷空气、特殊气味等。因此，一年四季都有可能发作。

5. 为什么花粉过敏症易与哮喘、鼻炎结伴

目前认为：哮喘和过敏性鼻炎是“同一气道、同一疾病”。它们的共同点之一就是对花粉过敏。花粉为一种蛋白类物质，对于一些具有过敏体质的人具有致敏作用。如果在春天常有下述征兆出现，就可能患了花粉过敏症：

结膜炎：眼球结膜发痒、发红、疼痛、经常流泪。

鼻炎：鼻黏膜发炎肿胀，鼻痒，鼻子堵塞，喷嚏不断，流清鼻涕。

皮疹：皮肤、耳朵、口腔上腭等处奇痒，皮肤上可出现风疹块，或出现像蚊虫叮咬过的小红点及湿疹等。

支气管哮喘：胸中憋闷气喘，呼吸困难等。过敏患者鼻中流出的分泌物比较清稀，不似一般伤风的黏稠。上午症状比晚上严重，干燥刮风的天气会加重，室内比室外感觉稍好。

在花开季节，空气中各种花粉的浓度增高，具有过敏症的患者在这个季节的症状突出，因此提示花粉过敏。过敏症是一种全身病，主要表现在上下呼吸道和皮肤黏膜，因此花粉过敏容易与哮喘或过敏性鼻炎相伴随。

6. 为什么说哮喘与过敏性鼻炎是“同一气道、同一疾病”

过敏性鼻炎(医学上称变应性鼻炎)和哮喘都属于严重影响人类生活质量的变态反应性疾病。两者的患病率在全球范围内均呈逐年增加的趋势,且变应性鼻炎的患病率远高于哮喘。由于解剖位置的原因,以往认为变应性鼻炎和哮喘是两种独立的疾病,分别归属于上呼吸道的耳鼻喉科疾病和下呼吸道的呼吸内科,而分别采用不同方法治疗。

流行病学资料表明,变应性鼻炎患者中哮喘的发生率(20%～38%),明显高于普通人群(2%～5%)。而哮喘患者中变应性鼻炎的发生率为78%,远高于一般人群(5%～20%)。变应性鼻炎和哮喘的伴发现象在18岁以下的青少年中更为常见。而在这部分人群中绝大多数(43%～64%)表现为先发生变应性鼻炎,随后发生哮喘;较少数(21%～25%)表现为两种病同时发生。

近年来,研究发现:变应性鼻炎和哮喘是同一气道内的同一种持续性炎性疾病(OneAirway,OneDisease),如果只治疗过敏性鼻炎或哮喘,则疗效往往不好。因此,治疗上也应相互兼顾,以强调上下呼吸道疾病整体性的重要性。

7. 过敏性鼻炎有什么临床表现

过敏性鼻炎是鼻腔黏膜的变应性疾病,并可引起多种并发症。过敏性鼻炎可发生于任何年龄,男女均有,多见于年轻人。

过敏性鼻炎的典型症状为鼻痒、阵发性喷嚏连续发作、大量水样鼻涕和鼻塞。患者因鼻痒而经常揉鼻子；打喷嚏通常是突然、剧烈、阵发和连续的；因气道炎症而鼻腔通气不畅，严重者因鼻塞而常经口呼吸；还常伴有嗅觉下降、头昏、耳闷、头痛等。部分长期患有过敏性鼻炎者会引起鼻窦炎、中耳炎、鼻息肉、支气管哮喘、打鼾等症状。有人统计，长期过敏性鼻炎患者合并气道病变的有70%～80%。还可伴有眼睛过敏的表现。

依据鼻炎发作的频率和规律，分为常年性发作型和季节性发作型。常年发作性鼻炎的患者亦可同时出现季节性的发作或加重。每个人出现的症状可能因人、因病情不同而不同。

因此，过敏性鼻炎的危害不容忽视，应及时治疗。

8. 过敏性鼻炎是否点一些通鼻药水就行了

在很多人看来，过敏性鼻炎只不过是发作时有点痛苦而已，过后仍和健康人一样，治不治无所谓。实际上，过敏性鼻炎若不及时进行治疗，有可能诱发鼻窦炎、鼻息肉；长期治疗不当，还会导致中耳炎、嗅觉丧失，甚至诱发哮喘。另外，有些患者因长期鼻塞，单纯应用局部减充血药治疗，而且应用比较随意，一天累计可达5～10次。由于这类滴鼻剂通常具有较强的血管扩张反跳作用，是引起药物性鼻炎最常见的原因。因此，每日使用滴鼻药水的次数不能超过3次。

9. 过敏性鼻炎有什么危害

过敏性鼻炎容易引起很多的并发症，如支气管哮喘、变应性鼻窦炎、分泌性中耳炎、过敏性咽喉炎、鼻息肉、嗅觉障碍，长期鼻塞还会导致睡眠不良，引起精神不济，注意力不集中，严重的更会引起憋气而导致窒息。随着城市生活日趋现代化，汽车尾气、化妆品、装饰材料和食品添加剂等，都成为引发鼻炎的主要原因。目前，患鼻炎的人越来越多，而且年龄趋向低龄化，对人体的危害更不容忽视。因此，得了鼻炎一定要及时治疗。

10. 得了过敏性鼻炎怎么办

怀疑过敏性鼻炎时应首先要看医生。另外，自己也要注意疾病的发生规律和特点。

过敏性鼻炎分为季节性鼻炎、常年性鼻炎、间歇性鼻炎。季节性鼻炎，以花粉所致者最常见；常年性鼻炎是指每年症状持续在9个月以上，多为室内变应原，如尘螨或其粪便所致，家里的动物，特别是猫和狗，是诱发常年性鼻炎的另一重要原因。对于常年性过敏性鼻炎，每次发作时要持续治疗1～2个月，有些患者甚至需要治疗半年；对于季节性过敏性鼻炎，应该提前2～3周用药，季节过后，不能立即停药，而是继续用药两周左右。许多患者只在犯病时用药，症状稍一缓解就停药，导致过敏性鼻炎时好时坏，甚至愈来愈严重。

11. 过敏性鼻炎如何治疗

过敏性鼻炎的治疗方法主要是药物治疗，包括

用 H_2 受体阻断药和喷雾激素。前者是立竿见影去除流涕、喷嚏的代表药品，但对病情的稳定和缓解都没有太多帮助；后者可以在很大程度上降低鼻腔黏膜的高敏反应，但令人遗憾的是长期使用有可能导致鼻腔的真菌感染。

过敏性鼻炎常用药物主要有：

（1）抗组胺类药物：扑尔敏，4 毫克/次，口服，每日 3 次。也可口服赛庚啶、西替利嗪等药。

（2）糖皮质激素：强的松 5 毫克/次，口服，每日 3 次。此药久服可产生水、盐、糖、蛋白质代谢紊乱，故应在医生指导下服用。

（3）外用滴鼻药：1%麻黄素滴鼻液与 0.5%可的松药水滴鼻。药物治疗可减轻对过敏原的反应并抑制炎性反应，但药物治疗一般不要超过 7 天，长期使用会引起药物性鼻炎。

12. 过敏性鼻炎如何预防

古人说：上医治未病。可见对任何一种疾病来说，预防都要比治疗更为重要。过敏性鼻炎的最根本预防措施是了解引起自己过敏的物质，即过敏原，并尽量避免它。

过敏性鼻炎日常需要注意：

（1）避开过敏原，如花粉、家中尘螨、毛毯或动物皮屑等。

（2）平时少食用冰凉食品或较寒性食物，如冷饮、冰激凌、可乐、冰凉水果、苦瓜、大白菜等。

（3）在空调环境时间不宜过长，电扇不宜直吹。

（4）偏冷天气时，早晨起床后，可用手按摩迎香穴至发热，再喝杯温开水，外出注意防寒保暖。

(5)用温水清洗鼻腔。如果过敏症状主要发生在室内，还要再注意以下几点：①注意劳逸结合，防止受凉，加强锻炼，保持良好的精神状态。②控制室内真菌和霉变的发生。③彻底杀灭蟑螂等害虫。④远离宠物。过敏性鼻炎患者最好不接触及喂养宠物，与一般的认识相反，动物的毛发多不会引起过敏，而动物的皮屑、唾液及尿中的蛋白质则容易引起过敏性症状，这些不可见的蛋白质可以通过空气进入人的眼睛、鼻腔和肺部。一只猫或狗每周可以产生大量的过敏性物质，由于猫类和犬类都能产生皮屑，所以过敏性疾病患者最好的办法是不接触，或者接触的时间尽可能少。如果一定要养宠物，最好先花一些时间和别的小动物在一起，确定对它有无过敏反应，或者喂养无皮毛的动物，如海龟、鱼类等。定期给动物清洁，可以请无过敏性疾病的人代为洗澡，清洗动物的笼子。动物的笼子内即使在动物搬出后数月都可以存在过敏原。

13. 为什么过敏性鼻炎经常复发

过敏性鼻炎复发的原因主要包括：

(1)鼻腔内炎症治愈困难：细菌一旦进入鼻窦内，就极易存留繁殖。加上鼻窦口小，鼻腔黏膜与鼻窦口处黏膜肿胀，使鼻窦口阻塞，致使药物难进入其中。

(2)耐药性问题：长期以来，医学界针对鼻炎的治疗一直停留在快速解除症状上，使用一些普通的鼻炎药物，只能暂时性地改变鼻腔通气状况，鼻炎症状也只是因为药物的原因暂时性消失，一旦停用，就会再次发作；因药物滥用，使病菌随着鼻炎一次又一次的发作、一次又一次的用药和更换药物不断地变异而具有耐药性，到一定程度时，使用一般药物对病菌根本无法起作用，从而使鼻炎越来越难治，普通鼻炎变成药物性鼻炎、萎缩性鼻炎，甚至鼻癌。

(3)抵抗力、免疫力低下：很多鼻炎患者本身体质差，抵抗力和免疫力低下，略受风寒或外源因素的诱发就会发作。

(4)外源因素的诱发：空气污染的加剧，化学过敏原的增多，细菌病毒变异，精神紧张，气候的恶化等因素，使感冒多发且迁延难愈，从而使鼻炎的发病率逐年上升，越发难治。

14. 容易导致过敏的物质有哪些

导致过敏反应的物质称为过敏原。过敏原是过敏发生的必要条件。引起过敏反应的抗原物质常见的有 2 000～3 000 种，医学文献记载接近 2 万种。它们通过吸入、食入、注射或接触等方式使机体产生过敏现象。常见的过敏原有：

(1)吸入式过敏原：如花粉、柳絮、粉尘、螨虫、动物皮屑、油烟、油漆、汽车尾气、煤气、香烟等。

(2)食入式过敏原：如牛奶、鸡蛋、鱼虾、牛羊肉、海鲜、动物脂肪、异体蛋白、酒精、毒品、抗生素、消炎药、香油、香精、葱、姜、大蒜，以及一些蔬菜、水果等。

(3)接触式过敏原：如冷空气、热空气、紫外线、辐射、化妆品、洗发水、洗洁精、染发剂、肥皂、化纤用品、塑料、金属饰品(手表、项链、戒指、耳环)、细菌、真菌、病毒、寄生虫等。

(4)注射式过敏原：如青霉素、链霉素、异种血清等。

(5)自身组织抗原：精神紧张、工作压力、受微生物感染、电离辐射、烧伤等生物、理化因素影响而使结构或组成发生改变的自身组织抗原，以及由于外伤或感染而释放的自身隐蔽抗原，也可成为过敏原。

并不是每个患者都对以上物质过敏，每个患者的过敏原也不一样。具体到每个人对什么过敏需要到医院做过敏检测才能知道。

15. 过敏性鼻炎患者饮食需要注意什么

饮食营养方面的调理，对于缓解过敏性鼻炎的症状，也有不错的效果。过敏性鼻炎患者在饮食上需尽量避免：牛肉、牡蛎、鲑鱼、乳制品、蛋、含咖啡因饮料、巧克力、柑橘汁、草莓、香瓜、番茄、玉米、燕麦、花生、小麦等食物；避免香草醛、苯甲醛、桉油醇、单钠麸氨酸盐等食物添加物；避免特殊处理或加工精制的食物及人工色素(特别是黄色五号色素)；避免冷饮，过冷食物会降低免疫力，并造成呼吸道过敏；避免刺激性食物，如辣椒、芥末等，容易刺激呼吸道黏膜(图 5)。

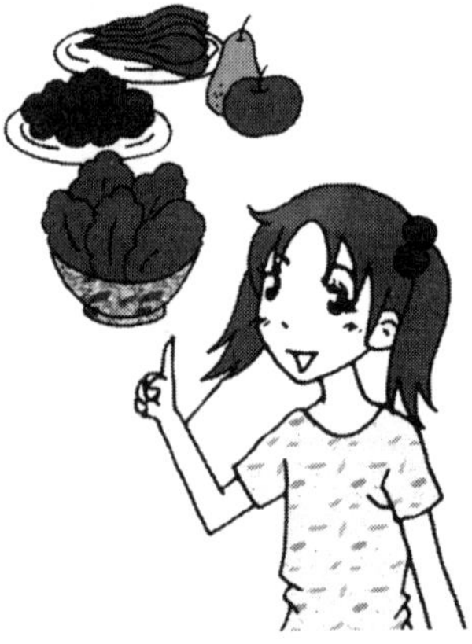

图 5　可以多吃含维生素 C 及维生素 A 的食物

可以多吃含维生素C及维生素A的食物，如菠菜、大白菜、小白菜、白萝卜等；生姜、蒜、韭菜、香菜等暖性食物；糯米、山药、大枣、莲子、薏苡仁、红糖和桂圆等食物也有一定好处。

16. 花粉是什么样的过敏原

花粉的确是一种很常见的引起花粉症的过敏原。它有明显的区域性和季节性。春季花粉过敏，多在3月下旬至5月份发作，主要以树类花粉引起过敏性鼻炎为最多。早春，常见的致敏花粉有榆树、杨树、柳树等；晚春，常见的有柏树、椿树、橡树、桑树、胡桃等。北方地区，空气中漂浮的花粉均以蒿为主。至于花粉症发作的时间长短主要取决于致敏花粉授粉期的长短及致敏物在空气中存留的时间长短，还与风向、风力的变化有关，风可加速花粉的播散，也可使已经沉落在地面上的花粉重新扬起。另外，在花粉授粉期，若降雨，可将空气中花粉清洗干净，出现短暂的症状减轻或缓解；雨过天晴，往往可促使花粉迅速增多，症状又可加重。为了防止吸入柳絮、花粉等，有些人戴上了口罩，可是有患者发现戴口罩并没有减少发作，最主要的原因是：①戴口罩时，口罩与脸部没有密合。②很多人把一次性口罩重复使用，不能起到滤过作用。

17. 花粉过敏如何预防

预防花粉过敏的关键是避开花粉。

(1)避开产生花粉的环境是主要的，如春天最好少出门。

(2)注意防护，如干燥刮风的天气关闭门窗，以防花粉进入室内；农村早晨花粉最多，城市则常在傍晚最多。外出时，应穿长袖衣服，最好戴口罩，或头部罩一个白色透明纱巾。野外作业或外出春游，最好带些抗过敏药物，如息斯敏、扑尔敏、苯海拉明等。

(3)保持居室空气湿润是消除花粉影响的最佳办法。春天外出散步，最好在雨后，这时不但空气清新，而且受花粉影响最小。

(4)有条件的话，可以在家安装花粉过滤装置。

(5)外出回家后应及时洗手、洗头，减少花粉的影响。睡觉时应把外出时穿的外衣放在客厅或另外的房间。

18. 除了检查过敏原，还需注意什么

引发咳嗽变异性哮喘的过敏原以粉尘排名第一。尤其是家庭中的灰尘，其次是细菌和蟑螂的分泌物。其他因素，如感染和环境因素也会加重哮喘发作，包括上呼吸道病毒感染、气温变化、空气污染杂质、烟雾、冰冷饮料等。

另外，还应注意气温变化及早晚温差，要注意做好预防工作。如①在季节交替、气温骤变时，应及时增添衣物，同时衣物要经常晾晒消毒。②避免食用会引起过敏的食物，如螃蟹、虾等。③家里不要养宠物和养花，不要铺地毯；避免接触花粉、尘螨、油烟、油漆等。④不要让孩子抱着长绒毛玩具入睡。⑤室内尤其是儿童卧室内要保持通风。

19. 现在经常会出现“雾霾”天气是怎么回事

“雾霾”是一种由大量悬浮微粒形成的浑浊物导

致的天气现象。这些漂浮在空气中的、附带着病毒和化学物质的微粒每时每刻被人体呼吸，它们有的被挡在鼻孔，或是停滞在气管，有的则深入肺部，导致各种炎症和更严重的疾病。

空气中的颗粒物按颗粒大小，可分为两类：降尘与可吸入颗粒物。粒径大于 10 微米的颗粒物，由于体积极大、质量大，在重力作用下能很快地降落到地球的表面，通常称为降尘，也叫落尘。粒径小于 10 微米的颗粒物，由于体积小，质量小，能较长时间地飘浮于空气中，可以通过呼吸进入人体呼吸道，所以称为可吸入颗粒物。黄土漫天意味着空气中的 PM10 颗粒物较多，因为粒径 2.5 微米至 10 微米的粗颗粒物主要来自于扬尘，而现在的雾霾则是因大量石油产品燃烧（如机动车尾气、工业废气）排出的小颗粒大气悬浮粒子——它们中绝大多数都是能够直达肺泡的 PM2.5。

20. PM2.5 比 PM10 更会让人得病吗

一般而言，PM10 中直径为 2.5～10 微米之间的微粒称为粗粒子，主要是人为产生的原生粒子及自然界尘粒，大部分粒子被阻留在鼻腔或口腔内，在鼻腔内的高沉积可能导致上呼吸道疾病，如鼻窦炎、过敏性鼻炎等。空气动力学直径小于 2.5 微米的颗粒，通常被称为细粒子，用 PM2.5 表示。PM2.5 粒子主要沉积于气管和肺部（尤其是肺部），沉积在肺部的粒子一般能存留数周至数年，因此其对人体健康的影响是持续的，危害更大。相对于 PM10，PM2.5 更容易成为其他污染物的载体，而且在空气中的滞留时间更长，它可以突破肺屏障进入血液，引发心脏及呼吸道方面的疾病，如支气管哮喘等。世界卫生组织(WHO)对大气中可吸入颗粒物的浓度限值制定了严格的标准，PM2.5 年平均浓度为 10 微克/立方米($\mu g/m^3$)，而如果 PM2.5 年均浓度达到 35 微克/立方米的时候，人的死亡风险将比 10 微克/立方米时增加约 15%。

21. 戴纱巾或口罩能起到保护作用吗

纱巾肯定是没有用处的。专业防尘口罩能起到一定作用，不过也要看指标是可以防护几微米以下的。目前较为可靠的是通过美国国家职业安全健康研究所(NIOSH)认证的 N95 防护标准口罩，其中 8210 和 9010 两个型号较为适合日常佩戴，滤材对空气微尘的过滤机制是纤维表层对微尘的吸附，而非纤维间孔隙的阻绝，故纤维间孔径不必比微尘小(图 6)。事实上，孔径往往比微尘大好几百倍，如 N95 的口罩，孔径大小在 30 微米左右，纤维直径在 2 微米左右，微尘粒径为 0.01 微米以下，故孔径是微尘的 300 倍以上。经测定，N95 防护标准口罩在 0.3 微米的颗粒粒径测试下，最低过滤效率超过 95%。但是，如果一个

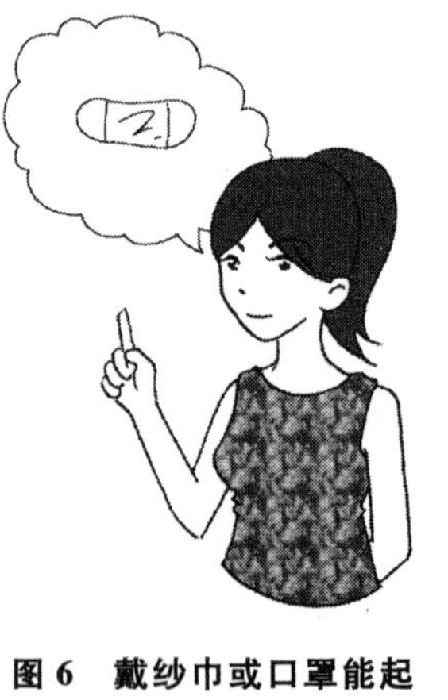

图 6　戴纱巾或口罩能起到保护作用吗

口罩能过滤 PM2.5，那基本上使用者也会感到呼吸困难。空气净化器主要用于消除室内的空气污染，包括因过度装修带来的甲醛、苯超标等。有的空气净化器在回风口的位置加上了过滤器，借此来过滤空气中的微粒。因此，过滤材料的密度决定了能通过的微粒大小，当然，密度高的过滤器价格会非常昂贵。目前市面上出售的净化器大多针对因粉尘、动物毛发而过敏的哮喘患者或粉尘过敏患者，对 PM2.5 防护效果尚不肯定。

22. 哮喘病患者能运动吗

哮喘病患者大多不愿意运动，因为运动可能诱发哮喘，尤其是剧烈的竞技体育，可引发生命危险。但是，"生命在于运动"，人如果不活动，身体免疫力就会下降，从而形成恶性循环，不利于哮喘病的治疗。其实，哮喘患者可以适量运动。哮喘儿童在不易发作的"缓解期"，可以参加各种户外活动及体育课，只是每次不要过量活动，玩得太累。哮喘"发作期"的儿童，户外活动要适当限制，尤其是奔跑与跳绳，活动 5～10 分钟以上，常会引起哮喘运动后发作，应当避免。另外，还要教育患儿在活动中避免大叫、大喊或哭闹等，因为这些强烈的精神兴奋因素和呼吸运动过度，也常是喘息的诱发因素。游泳是一种对哮喘有好处的健身活动，夏季的游泳(尤其是蛙泳)，对提高孩子对冷的适应能力，以及促进肺的发育都有好处，应当鼓励和提倡。

23. 哮喘患者能怀孕吗

哮喘反复发作对妊娠可产生不良影响，对胎儿，可导致早产、胎儿发育不良、胎儿生长迟缓、过期产、低体重等；对孕妇可引起先兆子痫、妊娠高血压、妊娠高血压综合征、阴道出血和难产等，严重者甚至会对母亲和胎儿的生命构成威胁。

研究认为，这些危险因素与支气管哮喘发作的严重程度有关。但在严密观察和有效治疗下，支气管哮喘患者生育的风险并不比正常孕妇高。如果支气管哮喘得到良好的控制，不会增加围生期及分娩的危险，也不会对胎儿产生不良后果。

24. 怀孕时哮喘会加重吗

怀孕时有可能使哮喘加重。在妊娠期，支气管哮喘患者约1/3加重，1/3 严重度减轻，1/3 患者病情无变化。妊娠期哮喘，尤其是妊娠期哮喘加重的妇女，其病情突然急性发作常易在妊娠 24～36 周，而在分娩时，支气管哮喘通常很少急性发作。

25. 怎样注意才能使哮喘不加重

应该尽可能避免接触特异或非特异激发因素，预防感冒，适当运动。应监测每天的 PEF 及活动情况，根据发作频率、病史、体检和肺功能状况，给予药物支持及加强监测下关键的治疗。

26. 怀孕期间能用药物治疗哮喘吗

妊娠期哮喘的治疗药物主要为吸入疗法。治疗支气管哮喘的多数药物不会增加孕妇和胎儿的危险性，极少出现不良反应。在必要、适当的监测下使用茶碱、色甘酸（色甘酸钠），吸入糖皮质激素（布地奈德、倍氯米松等）和 β_2 受体激动药不会使胎儿异常的发生率增加。

27. 分娩期还需要用药吗

分娩期支气管哮喘发作较少。患支气管哮喘的孕妇进入分娩期，在临产与产程中可继续吸入糖皮质激素、色甘酸或口服茶碱。对平时规则使用激素或妊娠期经常使用激素者，为了应急和防止哮喘发作，可以补充糖皮质激素。

28. 怀孕时哮喘急性发作怎么用药

如果不幸出现支气管哮喘急性发作，也不必过于担心。如果支气管哮喘发作每周少于 2 次，夜间哮喘发作少于每月 2 次，可选用 β_2 受体激动药，如万托林等，每次 2 揿，4 小时后可以重复 1 次。β_2 受体激动药经吸入、口服等途径，在常规剂量下对胎儿没有损害作用。如果用药后孕妇气喘消失，最大呼气流速恢复正常，可以暂停吸入 β_2 受体激动药，气喘出现时可以再用。如果症状控制不理想，可以加用口服茶碱类药物，一般用长效氨茶碱，每晚服 1 片，以便控制夜间支气管哮喘发作。

29. 糖皮质激素会影响胎儿发育吗

以前对支气管哮喘孕妇应用糖皮质激素抱有较多顾虑，担心对孕妇尤其对胎儿有不利的影响。国外学者经长期动物实验和临床观察，特别是通过药物动力学研究证实，氢化可的松、强的松和强的松龙对胎儿没有多大作用，而地塞米松进入胎盘的浓度较大，对胎儿的作用和对孕妇的作用相似。根据以上结果，如果哮喘孕妇因病情需要应用口服强的松、强的松龙或静脉滴注氢化可的松，对孕妇和胎儿来说还是安全的，但地塞米松则不宜使用。另外，在妊娠前 3 个月也应尽量避免全身使用糖皮质激素。糖皮质激素依赖的支气管哮喘患者，应尽量改全身用药为吸入用药，其中首选丙酸倍氯米松，每日丙酸倍氯米松 200～800 微克的剂量一般认为对胎儿无不良反应。对于此类患者，分娩过程是关键，应在进入产房时给予适量的糖皮质激素，防止分娩时生理性紧张导致体内糖皮质激素下降，哮喘发作。非糖皮质激素依赖的妊娠哮喘，则应尽量少用或不用糖皮质激素。

30. 怀孕前后能停用糖皮质激素吗

首先，对于一些长期吸入糖皮质激素的支气管哮喘孕妇不应突然停药，以免支气管哮喘因为停药导致急性发作的可能；其次，更因为尚未发现吸入糖皮质激素对孕妇和胎儿有特殊影响，故而没有停药的必要。如果过于担心，轻、中度哮喘患者在已知怀孕或准备怀孕时，可改用吸入色甘酸钠。该药无致畸作用，对孕妇也无不良影响，是妊娠性哮喘首选的预防药品。

三、消化系统过敏篇

消化系统包括食管、胃、肠、肝胆、胰腺等脏器。主要功能是摄取、转运和消化食物，吸收营养和排泄废物。食物在消化道经过一系列复杂的分解、消化过程成为小分子物质后才能被肠道吸收，经过肝脏加工变为有用的体内物质供全身组织利用，剩下的不能被消化吸收的无营养物质及残渣则被排出体外。

消化道内具备特殊的免疫器官（胃肠道相关淋巴样组织），包括肠道集合淋巴结、上皮内淋巴细胞和黏膜固有层淋巴细胞，这些组织形成了消化道免疫系统的第一道防线。肝脏是体内最大的单核-吞噬细胞系统，来自胃肠道的病原菌、内毒素及外来抗原，还有其他循环免疫复合物会被肝窦的库普弗细胞等吞噬，形成消化道免疫系统的第二道防线。肝脏还具有诱导免疫耐受的作用，这种作用可以避免机体对外来抗原的免疫反应而导致的组织损伤。

胃肠道黏膜面积特别大，如果将胃肠道黏膜表面细胞面积加起来相当于一个网球场大小，由于大多数病原微生物和有害物质入侵机体要经过胃肠道表面，消化道的过敏症也必然会在上述部位出现。消化道疾病往往与饮食相关，而在引起消化道过敏症的原因中，食物过敏占了非常大的比重。

1. 什么是食物过敏

食物过敏，也称过敏性或变态反应性胃肠炎，是由于进食某种食物或食品中的添加剂而引起的 IgE 介导和非 IgE 介导的免疫反应，出现消化系统或全身性的不适症状。

食物过敏原是指能引起人体过敏反应的物质。进食少量食物过敏原就可诱发过敏症状，几乎所有的食物过敏原都是蛋白质，每一种食物蛋白质可能含几种不同的变应原。食物过敏与食物和(或)食物添加剂的生理作用无关。

2. 过敏性胃肠炎有哪些表现

过敏性胃肠炎的典型表现是：患者在进食某种或几种食物一定时间后发生一系列胃肠道疾病的非特异性症状，如恶心、呕吐、腹痛、腹泻等；此外，一些患者还可以出现胃肠道外表现，如皮疹、咳嗽、喘息、打喷嚏、流涕等全身过敏反应；在年长儿和成年人，食物虽可诱发多种过敏症状包括休克在内，但诱发哮喘的不多见。

口腔(黏膜)变态反应综合征(oralallergysyndrome，OAS)表现为口咽部如唇、舌、上腭和喉发痒和肿胀。

婴儿胃肠过敏还可以发生肠绞痛，表现为婴儿阵发性烦躁不安，极度痛苦喊叫，腿蜷缩，腹膨胀，排气多。

3. 为什么会发生胃肠道过敏

首先是患者的遗传素质。父母中一方有食物过敏史者，其子女的患病率为30%；双亲均患本病者，则子女患病率高达60%。

小儿消化道黏膜柔嫩、血管通透性高，消化道屏障功能差。3个月以下的婴儿IgA水平较低，黏膜固有层产生SIgA的浆细胞数较少，因此，各种食物过敏原易通过肠黏膜入血，引起过敏性胃肠炎。

消化道炎症是肠道过敏症发病率增高的原因之一。这是由于炎症致胃肠黏膜损伤，增加了胃肠黏膜的通透性，使过多的食物抗原被吸收，而发生变态反应。

4. 容易引起过敏的常见食物有哪些

容易引起过敏的食物有以下几大类：①高蛋白食物：如牛奶、鸡蛋、大豆等。②禽畜肉类食物：如鸡肉、鸭肉、鹅肉、羊肉、牛肉、猪肉等。③海鲜类食物：如贝类、鱼、虾、螃蟹等。④蔬菜水果类：如生番茄、草莓、木瓜、葡萄、柿子、桃等。⑤坚果类食物：如花生、腰果、开心果、核桃、榛子等。⑥食用菌类：如蘑菇等。⑦刺激性调味品：如辣椒、胡椒、芥末、姜、米醋等。

5. 食物过敏原有什么特点

食物中仅部分成分具有变应原性：以牛奶和鸡蛋为例，牛奶中至少有5种具有变应原性的物质，其中以酪蛋白、乙种乳球蛋白最强。鸡蛋中蛋黄含变应原较少，而蛋清中的卵白蛋白和卵类黏蛋白为最常见的变应原。通过一定的方式可以改变食物的过敏原性，如加热可使大多数食物蛋白变性，而使过敏原性减低。胃液的酸度和消化酶的存在亦可改变食物中的蛋白性质而减少食物的变应原性。

6. 食物过敏是胃肠过敏的祸根吗

食物过敏是胃肠过敏的祸根。食物过敏是日常生活中普遍性的问题，目前尚未得到人们充分的认识。引起食物过敏除了食物中的蛋白质成分外，还有食物中的防腐剂、香料、色素添加剂等物质；果蔬中以芒果、菠萝、香椿、芹菜等引起的过敏多见；海产品中以虾蟹、贝类等过敏多见，尤其是不新鲜的海产品可以释放更多的组胺，导致人体过敏，因此我们常可以看到有些人吃新鲜海鲜没事，而吃死海鲜以后却发生过敏现象。

食物过敏的症状，往往会因为每个人体质，以及食物的种类不同而有所差异。呼吸系统出现鼻炎、气喘、咳嗽症状；眼睛瘙痒或红肿；皮肤出现湿疹；消化系统则可能产生腹痛、恶心、呕吐、腹泻等不适。

7. 如何避免水果蔬菜过敏

吃了新鲜果蔬后，是否觉得嘴巴又麻又痒？那就要小心了，这很可能是过敏的表现，即发生在口腔的变态反应综合征。但由于果蔬过敏的危害不如花生、牛奶等，因而容易被人忽视。在中国，这种情况也比较普遍。近年来，因食用果蔬而过敏的情况越来越多，患者一般会出现口腔水肿、突然憋气的症状，或者眼睛痒，打喷嚏、流鼻涕等类似鼻炎的表现。

果蔬过敏可轻可重，对大部分人来说，吃了致敏果蔬后，仅会出现嘴唇水肿、皮疹、脱皮、皮肤瘙痒、口舌麻木等，一般症状较轻，1～2 小时内会消失。但对有些人来说，过敏情况会很严重，甚至导致过敏性休克，如不及时处理，很可能送命。所以，只要出现症状，最好马上到医院就医，以防万一。

对过敏体质的人来说，真的就不能“一饱口福”了吗？专家提醒，如果吃某种水果时出现过不适，以后再吃这种水果就需要特别注意，不要一次吃得过多。对症状较轻的过敏患者来说，由于绝大多数过敏物质存在于果皮中，建议在食用水果前先削皮，或将水果放在微波炉里加热30秒钟，可使致敏成分分解破坏，并且不会让水果熟透。还有一个办法，即将水果切开，在空气中放置一会儿，产生氧化反应后，其致敏性也可降低。

8. 食物过敏有什么特殊表现

有一种特殊的食物过敏反应现象：患者在食入面食后6小时内如果运动，就可诱发严重过敏反应症状，但不运动就没有过敏反应症状，这种病十分少见，在医学上被称之为“食物依赖运动诱发的过敏性休克”。

不仅仅是面食，患者在食入虾、芹菜等食物后6小时内运动也可能发生过敏反应，轻者会突发全身皮肤瘙痒、潮红、荨麻疹、喉头水肿、呼吸困难、哮喘等，严重者可有血压下降、意识丧失。因起病突然，如果远离医院，一旦抢救不及时会导致生命危险。

目前诊断“食物依赖运动诱发的过敏性休克”主要依靠医生对病史的详细询问、综合分析和过敏原检查。

9. 成年人和婴儿容易引起过敏的食物有什么不同

食物过敏与年龄有关。一般来说，任何食物均可诱发变态反应，但实际上，90％的过敏反应是由少数食物引起的。婴儿常见的食物过敏原为牛奶、鸡蛋、大豆，其中牛奶和鸡蛋是婴儿最常见的过敏原；婴儿和成人均可见花生过敏；海产品过敏多见于成年人，而不是婴儿的主要变应原，坚果诱发的过敏在婴儿也比较少见。致敏食物也因各个地区的饮食习惯不同而异。

10. 什么是腹型过敏性紫癜

过敏性紫癜是一种与过敏反应相关的血管炎表现，可由感染、药物、食物等诱发。过敏性紫癜可以发生在皮肤、关节和肾脏而表现出相应的症状；无论何种原因引起的过敏性紫癜都可累及胃肠道。以胃肠道症状为突出时称为腹型过敏性紫癜。通过内窥镜下可以看见，病变以胃肠道黏膜下病变为主，严重者可有胃肠道黏膜溃疡。因此，患者会有腹痛等症状。

11. 为什么没有皮疹也可能是过敏性紫癜

过敏性紫癜是常见的血管变态反应性疾病，多见于青少年，过敏性紫癜出现消化道症状如腹痛、腹泻者约占 50％。如果伴有四肢典型的皮损，结合病史比较容易诊断；但部分患者以腹痛症状为首发，而此时四肢尚未出现皮损，常给诊断造成一定困难。医生需要结合病史及化验，甚至内镜检查才能得出诊断。因此，不伴有皮疹的过敏性紫癜是有可能的。

12. 为什么仅仅接触了过敏的东西就引起了腹痛

过敏的最根本触发因素是接触过敏原，而不管是经过什么途径接触到过敏原。不经消化道，而是经呼吸道吸入、皮肤接触过敏原之后同样可以发生过敏反应。过敏反应除了可以表现为支气管哮喘、过敏性皮炎之外，有大约半数的人会引起消化道症状，如腹痛，所以导致腹痛的过敏原不一定必须经由进食过敏性食物而引起。

13. 如何辨别是哪种食物引起的过敏

找出是哪种食物引起的过敏非常重要。由于我们的食物品种繁多，因此查找食物过敏原需要患者或家属自己观察记录饮食和发病规律，需要记录过敏症状的发作次数、持续时间，以及与不同食物的关系，从中发现可疑的致敏食物。发现可疑致敏食物后应记录：①摄入可疑食物的量。②摄入可疑食物到出现症状的时间。③既往进食相同的食物是否出现相同的症状。④最后一次发病距离现在的时间。⑤有无其他诱发因素。发现可疑食物过敏原后可行过敏原皮肤试验、血清特异性 IgE 检测、回避试验，以及食物激发试验以助明确。

14. 进食某些食物后引起的不良反应都是食物过敏吗

进食后出现的异常反应是一个总的概念，为摄入的食物和/或食物添加剂引起的所有异常反应，其中包括食物过敏，但还涉及以下几种反应：食物不耐受（有非免疫因素相关的炎症递质参与）、食物中毒（由于进食被毒物污染或本身具有毒性的食物和/或食物添加剂产生的反应，分为细菌性和非细菌性两大类)、药理样食物反应(指食物及其衍生物和/或食物添加剂中含有药理作用样物质如咖啡因、组胺等而产生的反应)、假性食物过敏(指由于精神心理因素引起的食物异常反应)。除食物过敏外,其余几种情况均不涉及免疫反应。

15. 过敏原皮肤试验阳性就能明确该食物是过敏原吗

过敏原皮肤试验是查找过敏原常用的一种方法。过敏原皮肤试验就是将食物浸液稀释后在皮肤上做划痕或皮内试验。如果做试验的皮肤出现不同程度的皮肤炎症即是试验阳性。皮肤过敏原试验阳性可以提醒对某种食物警觉,但不能肯定该食物就一定是过敏原,必须结合病史及临床综合作出判断,即每当食用这种食物后就出现过敏症状,是判定食物过敏的"金标准"。但是,特别需要注意的是:对于已肯定引起剧烈反应的致敏食物,则不要再做过敏原皮肤试验,以免发生危险。

16. 为什么仅凭过敏原皮试阳性仍不能确定食物过敏

由于类似的蛋白质之间可以有共同的空间结构,因而,可使过敏反应具有交叉性。如半数牛奶过敏者也对羊奶过敏;对鸡蛋过敏者可能对其他鸟类的蛋也过敏。植物蛋白的交叉反应性比动物蛋白的交叉反应明显;如对大豆过敏者也可能对豆科植物的其他成员如扁豆、苜蓿等过敏。对花粉过敏可能对多种植物、水果和蔬菜也有反应;对艾蒿过敏者也对伞形科类蔬菜如芹菜、茴香和胡萝卜有反应。

17. 如何进行回避试验,回避试验有什么意义

回避试验就是要“回避”一段时间可疑的致敏食物,观察过敏反应的改变情况。每次严格回避一种可疑的食物 2～4 周,若过敏症状改善或完全消失,说明该食物为过敏原;如果症状无改善,说明该食物不一定是过敏原,但尚不能做到完全排除这种食物为过敏原的可能。

18. 什么是食物激发试验,食物激发试验有什么意义

与回避试验相反,食物激发试验是有目的、有准备地服用可疑过敏食物,观察是否出现过敏反应的症状,此为诊断食物过敏的金标准。它包括开放、单盲、双盲 3 种试验方式。由于此类试验可能会危及生命,因此必须在专业医生指导下才能进行。试验前患者要严格避免摄入可疑食物,如近期无症状且未用对症及抗过敏药物,可以进行试验。

开放试验是给予患者正常形态的激发食物,医患双方都知道测试的食物是什么。适合于可疑食物数量大且反应不严重者,可以在家中对这些可疑级别低的食物进行开放式激发试验,然后再对阳性食物使用盲法激发试验证实。

单盲试验是给予患者在颜色、质地、气味和口味等方面充分伪装的激发食物,还要有和测试食物相仿的假食物——安慰剂。患者并不知道所吃食物是

什么，而仅有医生知道测试的是什么食物。待所有试验完成后，患者才能知道真相，这样可以尽可能除去患者主观偏见的影响。怀疑心因性食物过敏的患者，可以先给予安慰剂，如果安慰剂出现了症状，每种引发反应的食物均需要至少检测两次予以核实。

双盲试验：就是患者和医生都不知道所试验的食物是什么。此种试验一般不用于临床，主要用于科研。

19. 发生食物过敏怎么办

确定发生食物过敏后，应首先暂停进食可疑致敏食物。如果过敏反应仅有轻度的恶心，大便不成形，停用可疑致敏食物后症状很快消失。因此，今后自己多注意观察即可；如过敏反应出现明显的恶心，且伴有呕吐、腹痛或腹泻等，以及出现皮肤瘙痒、红斑、风团、水肿，胸闷、气短、喘息、结膜充血、眼睑疼痛等较重的反应时，应尽快到医院就诊；如进食可疑致敏食物后，很快就出现皮肤潮红、心悸、出汗、面色苍白、咽部堵塞感、声音嘶哑、胸部发紧、呼吸短促、喘鸣，甚至意识障碍，则可能是发生了过敏性休克，必须迅速拨打急救电话 120，在急救人员未到来之前做好现场急救：①立即停止食用引起过敏的食物。②使患者就地平躺保证脑供血充足。③要有专人看护患者，避免因呕吐物阻塞呼吸道引起窒息。④注意患者呼吸道是否通畅，必要时采取人工呼吸。⑤如发生心搏骤停，立即进行心肺复苏。

20. 如何避免再次食物过敏

发生食物过敏后不要着急，应理性对待。首先，如果明确知道是哪一种食物过敏，即明确找出过敏原后，完全停止食用该种食品是最有效的方法——吃一堑，长一智。如果是能够避免的食物，如对牛奶过敏，就应该避免进食奶制品，包括牛奶、加奶咖啡、奶油蛋糕、奶油冰激凌等。其次，一些生食品中过敏原经过煮沸后有的会被破坏，可以起到防止过敏的发生，如对生鸡蛋、桃、李、番茄过敏的人，可以将其加工如煮熟后食用等；再如，一些人不能喝牛奶，但可以喝酸奶；第三，可以仔细寻找替代食物：如对牛奶过敏，可试用羊奶、马奶及奶粉等，则可能不过敏（但是要小心，也有可能对牛奶过敏者对其他动物的奶也过敏）；如对上述均过敏，则可改用豆制品如豆浆、豆代奶粉等（图 7）。

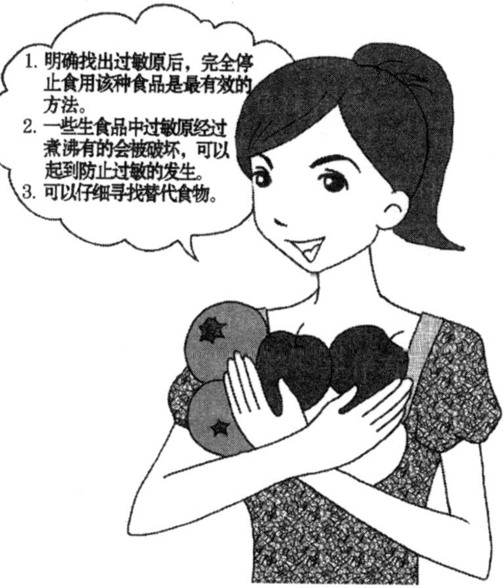

图 7　避免再次食物过敏

21. 食物过敏是终生不能治愈的吗

食物过敏与遗传密切相关，但食物过敏近年来发病率明显升高，主要是由于生活方式及食谱的变化所致。如果掌握了食物过敏的相关知识，查明致敏食物，避免过敏原或配合适当的治疗，如口服脱敏治疗等，改善生活方式与食谱结构，食物过敏是可以控制的。另外，在停止致敏性食物 3～5 年后，部分患者重新进食上述食物可不再出现过敏症状。这是因为体内原有食物过敏原的抗体经过数年后完全降解，所以继续进食后不出现过敏症状。

22. 所有过敏体质的人都适合用口服脱敏治疗吗

不是所有过敏体质的人都适合用口服脱敏治疗。口服脱敏治疗只适用于轻型过敏的患者，通过逐步、少量接触过敏原，消耗体内的反应物质而起到脱敏作用。如果既往进食某种食物后过敏反应特别剧烈，发生过致命性过敏反应如过敏性休克，对该种食物就不能再行口服脱敏治疗。因为对这类患者，如果再次接触该种食品，无论量的大小都有可能发生严重的过敏反应，出现血压急剧下降、呼吸困难、意识丧失，抢救不及时会危及生命。

23. 过敏者能禁食自己发现的致敏食物吗

过敏患者禁食已确定的过敏食物可以减少过敏相关症状的发生这一点是正确的，但过敏体质的患者不要自己随意自行诊断过敏食物的种类，否则会造成所谓的过敏食物种类的扩大化，从而禁食多种没有必要禁食的食物，造成营养不良，免疫力下降，也影响生活质量。建议过敏体质的患者发现可疑致敏的食物后，到医院找医生帮助确认，如果不是真正的过敏食物，则没有必要禁食，如果为过敏食物，医生会根据情况建议禁食或选择合适的时机进行口服脱敏治疗。

24. 加工制作的食物容易引起过敏吗

有一些人认为，加工的食物经过精细的处理，就不容易过敏了。其实不然，所有的加工食品或多或少都会添加一些添加剂，部分过敏体质的人会对添加剂过敏，所以过敏体质的人食用加工食品时应该看清其标签和食物配方，但部分食品加工企业由于各种原因不会完全公布其配方资料，所以食品配方上虽然没有可能致敏的物质，但过敏体质的人服用后仍然可能出现过敏。另外，加工食品会造成营养成分的破坏，所以从合理营养方面及预防过敏方面，都应该少吃这类食物。

25. 肠易激综合征与食物引起的过敏性胃肠炎是同一种病吗

肠易激综合征（或结肠过敏综合征）是临床上常见的一种肠道功能性疾病，在一般门诊中，占消化道疾病的 30％～50％，可发生于任何年龄，一般以 20～50 岁的青壮年最多，女性多于男性（女性约占 3/4）。它与食物引起的过敏性胃肠炎不是同一种病。肠易激综合征以肠道壁无器质性病变而以肠功能紊乱为特点，临床上主要表现为慢性反复发作的腹痛或腹部不适同时伴有腹泻、便秘或腹泻便秘交替，排便后腹痛或腹部不适症状缓解。肠易激综合征的病因主要是因精神紧张、情绪波动、恐惧（尤其是恐癌）、焦虑、失眠、劳累，以及生活无规律而使小肠或结肠运动障碍。饮食不当包括冷食、高脂性食物、刺激性食物、易产气食物（豆类、牛奶），以及受凉、月经期、吸烟等因素可诱发本征发作。肠易激综合征患者的胃肠道对精神因素、受凉、冷食等刺激异常敏感，甚至进食动作都能诱发腹痛和想排便的感觉。胃肠道敏感性增高的原因还不完全清楚，目前认为肠道感染是其原因之一，而只有少数患者与食物过敏有关。怀疑自己是肠易激综合征的患者必须在医院排除器质性疾病后才能确诊，切记不可自己根据症状盲目作出诊断，以免延误病情。治疗上应解除精神紧张和恐惧（尤其是恐癌），必要时给予药物治疗。虽然只有少数患者的内脏敏感性增高与食物过敏有关，但饮食治疗对所有的肠易激综合征患者均有一定的效果。所以，要仔细排查有无引起过敏的食物成分；对于便秘者，应减少脂肪的摄入，经常食用含纤维素多的蔬菜；对于腹泻者，应该控制生冷食物及刺激性食物。

四、皮肤过敏篇

皮肤病的症状分为主观和客观两种。前者预示难以用语言来表达，最常见的症状是瘙痒，其次是疼痛、麻木等。客观症状则是肉眼可以见到的各种形态的皮肤损害，也是诊断皮肤病的依据；后者又分为原发性损害（如斑疹、丘疹、水疱、脓疱、风团、结节、囊肿等）和继发性损害（如糜烂、溃疡、抓痕、鳞屑、斑块、苔藓、硬化、萎缩、窦道、坏疽等）。

皮肤与免疫关系密切。皮肤中含有大量多种抗原递呈细胞（如郎罕细胞）、炎症细胞（如肥大细胞）、免疫细胞（如淋巴细胞，以 T 细胞为主）及内皮细胞；皮肤中已含有多种细胞因子（如 IL-1、IL-6、IL-8、TNF）、淋巴因子、Ig、补体等。

其免疫性抗原可有感染源性、过敏性、自身免疫性、免疫缺陷性及其他如肿瘤等。其中，有些皮肤病已经比较肯定与过敏相关，如某些荨麻疹、血管性水肿、遗传过敏性皮炎、皮肤坏死性血管炎、过敏性接触性皮炎、过敏性药物性皮炎；有些推测与过敏相关，如某些湿疹、日光疹、多形性红斑、中毒性表皮坏死松解症等。

1. 皮肤过敏常遇到哪些难题

皮肤过敏的主要表现就是皮疹。

皮疹不是一种单一的疾病，它是若干疾病所共有的临床表现和特征。因此,更为恰当的描述皮肤过敏的术语应该是皮疹。

皮肤过敏的表现有多种。除一些皮肤表现可以找到明确原因外,如食用海鲜后出现荨麻疹、服用磺胺药物后出现固定性红斑等,大多数难以找到确切原因。在这种情况下称为特应性皮疹。

2. 什么因素容易导致人的皮肤过敏

导致皮肤敏感的因素有很多。有时候是多种因素综合引起的,例如:①食物。最常见的是海鲜等高蛋白的食物,还有一些水果如芒果、果仁类食物。②化学制品。塑料、橡胶、染料、油漆、香精、酒精、化纤织物、染发剂、护肤品、化妆品等。③药物。如磺胺类、青霉素类、避孕类药物等。④花粉。微小的花粉颗粒散布在空气中四处飞扬,在被吸入的同时也会被皮肤吸收。⑤灰尘。实际上,灰尘过敏是一种生活在灰尘中的微生物的过敏反应,很常见。⑥宠物皮屑。主要是与猫狗等身上的油脂腺所分泌出的蛋白质。⑦紫外线。紫外线照射导致面部皮肤过敏。

总之,敏感皮肤的可能致敏原因很复杂。

3. 什么是日光性皮炎

日光性皮炎俗称晒斑。所谓日晒伤,是一种由紫外光线引起的、发生在过度接受日光较多的暴露部位(如颜面、颈部、前臂伸侧、手背等)的皮肤病,是物理性皮肤病的一种。表现为日晒后数小时出现边界明显的红斑、水肿,严重者可形成水疱或大疱,于12～24 小时达到高峰,并可伴有局部灼痛或刺痛及局部瘙痒。还可能会引起全身症状，如发热、头痛、恶心、呕吐等(图 8)。

这种表现最具特点的是：日晒加重，避光则减轻。由于紫外线作用的特点，皮肤损害一般在皮肤的浅层。急性期过后，由于皮肤黑素细胞合成黑素增多，使被晒皮肤变黑，但可消退。此病也与体质有关，夏季晴天日照强烈时多见，本病肤色浅者易患，以女性较多见。

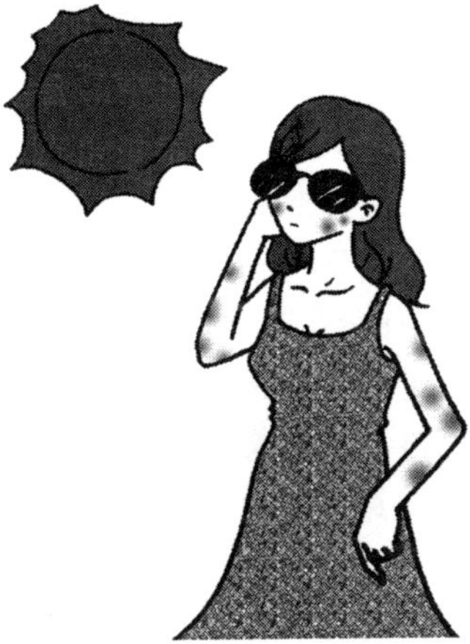

图 8　日光性皮炎

4. 日光性皮炎有什么表现

日光性皮炎的表现分为日晒伤和多形日光疹。日晒伤多在日光强烈照射后 4～6 小时，在被照射皮肤出现边界明显的红斑，严重者可出现水肿，12～24 小时达到高峰。并伴有局部灼痛或刺痛，有的可能会出现局部瘙痒。更严重者可能会引起全身症状，如发热、头痛、恶心、呕吐等。

多形性日光性皮炎，表现为暴露部位出现不同形状的红斑、丘疹、风团或水疱。最具特点的是：日晒加重，避光则减轻。多形性是指在不同患者的皮疹常各不相同，呈现多形性，但就某一患者而言，皮疹形态常是单一的。其机制是当皮肤组织受光线照射后形成抗原物质,使机体致敏,导致过敏反应。

5. 日光性皮炎患者如何"与阳光共舞"

只要做好了防护,光过敏患者还是可以"与阳光共舞"的,但应穿长袖的衣服,戴草帽、手套、外出前半小时涂防晒霜等。

防晒霜是通过无机物或有机物的活性成分起防晒作用的。

无机防晒成分通常是氧化锌、氧化钛等无机物,它们可以反射和散射紫外线辐射;有机物防晒成分通常是OMC、羟苯并唑,它们可以吸收紫外线辐射,把辐射能量转化成热能。许多防晒霜同时保护皮肤不受到长波、中波两种紫外线(UVA, UVB)的伤害。

SPF是防晒系数(SUN protection Factor)的英文缩写,表明防晒用品所能发挥的防晒效能的高低。它是根据皮肤的最低红斑剂量来确定的。

6. 如何挑选防晒霜

购买防晒霜需要注意的是:SPF值。SPF是目前国际上较广泛采用的表征防晒用品防晒功效的指数,根据防晒剂对中波紫外线(UVB)的作用而设计的,虽然很高的SPF数值意味着对UVB的防护时间更长,但是并不代表对长波紫外线(UVA)有同样的作用。如果需要同时防护UVA和UVB,应当考虑购买"广谱"的防晒剂。现在的防晒品,往往会看到"PA"这两个字母。PA正确的说法是protection of UVA-1(对UVA-1的保护力)。目前的科学已经证实 UVA-1 是导致肌肤老化的凶手，所以日本科学家就研发了专门抵挡 UVA-1 的防晒品，并以“＋”来表示防御强度。它的程度是以＋，＋＋，＋＋＋三种强度来标示，“＋”字越多，防止 UVA-1 的效果就越好。

7. 什么是植物性或药物性日光性皮炎

某些植物或蔬菜或药物含有光敏物质。当人体接触、食用这些物质后，这些物质被吸收，到达皮肤并达到一定剂量时，经适当条件的日照后即可发生以光毒性为主的皮肤反应。

许多植物中有光毒性物质，最常见和最重要的光敏物是呋喃香豆素。蔬菜中以紫云英、油菜和灰菜多见。常见的光毒性药物有四环素类、吩噻类、抗炎镇痛药、喹诺酮类、胺碘酮类、噻嗪类等。

除光敏物和光照两个必要条件外，还与肤色(浅)、天气潮热、季节有关。

8. 湿疹是怎么回事

湿疹为一种原因不明的皮炎。湿疹的表现多种多样，分为急性湿疹、亚急性湿疹、慢性湿疹。急性湿疹损害呈多形性，初起时为密集的点状斑及粟粒大小的丘疹和丘疱疹，因为剧烈瘙痒而搔抓或热水、盐水洗烫，很快会形成成片的糜烂面、红肿、渗液，并进一步向周围扩散，使皮损的境界不清。若能够及时就诊治疗，炎症会较快减轻，皮疹会逐渐消退；如延误治疗，则病变的范围会进一步扩大、加重或转变成为亚急性和慢性湿疹。亚急性湿疹是介于急性和慢性湿疹之间的过渡状态，有丘疹、丘疱疹及小水疱，伴有轻度的糜烂、渗液、结痂及鳞屑等。如果处理得当，数周内可痊愈，否则转变成慢性湿疹或再次急性发作。慢性湿疹多由急性和亚急性湿疹转化而来。患处皮肤较肥厚，呈暗红色或褐色，表面粗糙有脱屑、结痂，出现苔藓化和皲裂，伴有色素沉着、抓痕、点状渗出等。皮损比较局限，瘙痒较剧或是阵发性，遇热或入睡时瘙痒尤为严重。病程迁延不愈，可迁延数月或数年。

湿疹可发生于身体的任何部位，常见于头、面、耳后、四肢远端等，对称或不对称。

9. 湿疹有哪些病因

湿疹是常见的一种皮肤病，由多种复杂因素引起的一种具有多形性皮损和有渗出倾向的皮肤炎症性、迟发型变态反应。病情容易反复，可以多年不愈。其发病往往与过敏体质及神经因素、精神因素等有关。

过敏与湿疹密切相关。随着人们环境意识的增强，更多的人开始关心居室内空气与人们健康的关系。由于室内空气质量不佳而引发皮肤病的事时有发生，尤其是空调的使用很容易造成皮肤过敏。因为空调没有及时清洁而造成过敏的现象非常普遍，在日常生活中就应当对此倍加关注。家中的空调滤尘网应1～2周清洗1次，换季使用后要彻底进行1次清洗保养，以便去除各种污物和致病的微生物。对于家中的卧具应经常清洗或晾晒。超过55℃热水15分钟就可杀死螨和大部分的致病微生物。打扫室内清洗时尽量使用湿布，避免尘埃在空气中飞扬。不要使用鸡毛弹子，因为这样容易造成“灰尘转移”。有过敏症的人尽量不要用地毯，因为地毯很容易吸附尘土和一些微小颗粒，如螨虫、真菌孢子等。

如果要知道自己是否对室内的空气、空调过敏，可以到医院皮肤科进行过敏原检查，并采取相应的治疗方法。

10. 得了湿疹怎么办

对付湿疹应防治结合。首先，应尽可能地到皮肤科或变态反应科做过敏原检查，积极寻找可能引起发病或加重病情的原因。其次，应注意皮肤的清洁卫生和保护，避免搔抓及用热水、盐水、肥皂水烫洗。在未查清病因的情况下，应尽量避免食用易致敏和刺激性的食物，如海鲜、牛羊肉、辣椒、浓茶、咖啡等；不带仿制或假的金属饰品，避免对镍、铬等金属过敏；不穿化纤贴身内衣、皮毛制品；远离花卉，及时清洗空调和保持室内卫生。

轻型患者的局部治疗应分期进行，急性期宜选择温和、无刺激的药物，切勿涂抹刺激性强的外用药。无渗出的可用炉甘石洗剂或糖皮质激素乳剂外搽，糜烂渗出明显的，可用 3％～5％硼酸溶液、3％～5％明矾溶液湿敷，每次用 5～8 层纱布湿敷 20 分钟左右，每日 1～3 次不等；对渗出不多的，可以用氧化锌糊膏或油剂及激素乳膏；对慢性湿疹可用糖皮质激素霜剂，如 2％氢化可的松霜、去炎松搽液、醋酸去炎松尿素软膏、肤疾宁膏等外用。在做好防护、内外兼治的情况下，湿疹会在数周获显著好转或痊愈。

重型患者应配合全身治疗。可使用抗组胺药物，如扑尔敏、非那根、酮替芬等。单用一组抗组胺药物效果不佳时，可以将两组抗组胺药物联合应用。对急性或亚急性泛发性湿疹，红肿渗出较多的，可使用小剂量糖皮质激素，如强的松、氢化可的松、地塞米松等短疗程治疗，也可静脉缓慢推注10%葡萄糖酸钙注射液。

11. 什么是接触性皮炎

接触性皮炎是皮肤过敏的一种表现形式。在工作或生活中长期或密切接触低分子量化学物质也可能激发以Th1型淋巴细胞介导的过敏性接触性皮炎。但接触性皮炎也可以由其他非过敏性因素所导致，如刺激性或毒性物质所导致的接触性皮炎。

接触性皮炎多发生在皮肤接触过敏原的部位。接触部位发生边缘鲜明的皮肤损害为其特征。发病机制除与过敏原的刺激性和致敏性有关外，也与个体易感性皮肤中的致敏物质浓度相关。

可引起接触性皮炎的物质很多。接触类的过敏原以家用化学用品多见，如洗涤灵、洁厕净、洗衣粉、染发制品等；金属及其制品如女性饰品、衣物；塑料及橡胶制品如拖鞋、乳胶手套等；还有家装材料中甲醛和苯类物质、香料等。

另外，局部用药亦可产生接触性皮炎。

12. 接触性皮炎有什么表现

识别接触性皮炎的主要依据是皮疹部位。接触性皮炎发生的部位一定与致敏物质相一致。其次注意皮疹的形态。皮损的形态也应该与致敏物质相一致，常边缘清楚。如接触油漆的部位（手指局部）、穿戴饰物（如项链为线形、手表链为条带性）的局部、乳胶手套（手部及前臂一边界清楚）；接触性皮炎还有一个特点就是除去致敏物质后1～2周皮疹可消退。

接触性皮炎的皮肤损害以红斑、丘疹、水疱为主，伴痒和烧灼感；如为刺激物的则常以红肿、水疱或大疱、糜烂，甚至坏死均可发生，但无特异性。

13. 什么是金属皮炎

金属皮炎是常由镍、铬酸盐和汞等引起的一种皮肤过敏反应，通常纯金属不引起过敏反应，金属化合物才引起过敏反应，镍除外。可以表现为肚脐附近（使用腰带或戴手表链的地方）总是红痒，非常难受。患者的腹部见到在肚脐稍下方有暗红色的斑疹，界限非常清楚，皮疹上和周围可以见到少数的红丘疹，局部有一点抓痕和渗出（图9）。这种情况在不用腰带或不带手表的时候会好些。

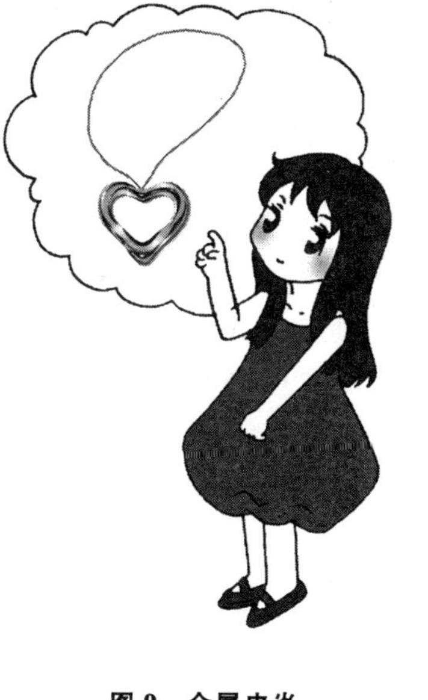

图9 金属皮炎

这种皮炎属于接触性皮炎的一种。

14. 在性生活中也会遇到过敏吗

性生活中发生过敏反应的本质是人体对乳胶过敏或接触性皮炎。性生活中不少人使用避孕套。避孕套是采用天然乳胶制成的，对乳胶过敏的人在使用避孕套后，有些人使用后会发生过敏反应。男子表现为阴茎头部潮红、瘙痒和刺痛，严重时发生破溃、糜烂；女子的外阴及阴道有瘙痒及烧灼感，阴道黏膜充血、水肿，白带增多等。

确定为乳胶过敏后需要采取下列措施：①停止使用乳胶制作的避孕套，改用其他避孕措施。②暂停性生活 2 周左右，以利于过敏反应导致的症状恢复。③保持局部清洁，避免搔抓及用热水烫洗或肥皂清洗，防止使病变加重。④局部病变严重时，应看医生。遵医嘱予以外用药物或口服抗过敏药物。避孕套引起的过敏反应，一般经 5～7 天治疗，可以恢复正常。

15. 什么是荨麻疹

荨麻疹，俗称风团、风疹团、风疙瘩，是一种常见的皮肤过敏性疾病。由各种因素致使皮肤黏膜血管发生暂时性炎性充血与大量液体渗出，造成局部水肿性的损害。

有 20％的人患有荨麻疹。皮疹表现为红斑周围伴水肿，迅速发生与消退，形态、大小不一，伴剧痒，消退不留痕迹。可有发热、呕吐、腹痛、腹泻、双上肢疼痛或其他全身症状。严重者可引起休克、左心衰、喉头水肿而危及生命。时间不超过 6 周者为急性荨麻疹；可分为急性荨麻疹、慢性荨麻疹、血管神经性水肿与丘疹状荨麻疹等。病程超过 6 周以上者称为慢性荨麻疹。

16. 荨麻疹皮肤表现的共同特点是什么

荨麻疹大发生有以下共同特点：起病较急，消失快，一般不超过 24 小时，消退后不留痕迹；可以发生在身体的任何部位，常泛发全身，也可局限；皮肤突发瘙痒剧烈伴烧灼感或刺痛感，随即出现风团；皮损（风团）呈鲜红或苍白色、皮肤色，大小、形态不一、此起彼伏，新旧交替或同时出现；病情严重的可伴有全身症状如心悸、烦躁、恶心、呕吐、腹痛、腹泻、喉头水肿、气促、呼吸困难、窒息、血压下降、过敏性休克等。

17. 伴全身症状的荨麻疹反复发作还应注意什么

荨麻疹本身是一种各种过敏原引起的皮肤过敏表现。但有时，其他疾病也可以出现类似症状，如结缔组织病、血管炎性疾病。此时，除全身其他表现外，荨麻疹就是这类疾病的一种皮肤表现，应引以注意。

当荨麻疹作为一种药物过敏反应的表现时，应给予高度注意，如血清病性荨麻疹，可由于一些药物如青霉素、痢特灵等、疫苗或异体血或血清引起。此类皮损以风团尤其是多环形风团最常见，还可有其他类型的皮肤表现及全身反应。

18. 如何应对荨麻疹

首先应努力寻找过敏原。过敏的可能原因太多了，所以查找非常困难，需要医生的检查，如过敏原检测，当然更需要在平时生活中用心去观察。从上述的几大类里去慢慢观察寻找。

如果找到了过敏原就应该避免它。如果过敏原为接触性的或者食物、药物等，不再接触和食用就可以了。但是，吸入性的过敏原就比较困难，这也是荨麻疹有一定的季节性的原因。对于难以避免的过敏原可以到有条件的医院进行脱敏治疗。如果是对寒冷过敏可以通过逐渐的冷适应进行脱敏。

对于荨麻疹不严重者，可以口服抗组胺药物，如西替利嗪或氯雷他定等；另外，可以口服钙剂和维生素 C，减少过敏的发生。如果特别严重的话，如出现呼吸困难，消化道不适等，要及时就医。

19. 为什么有些患者对冷热过敏

这可能是荨麻疹患者的特殊表现。有一种称为寒冷性荨麻疹的患者，在急性发作时，除皮损外，多伴有发热、发冷、头痛、关节痛、腹痛、腹泻或晕厥等症状，严重者还引起口腔或喉头水肿，分原发和继发两种。当患者进冷食而引起症状发作时应高度注意。另外，还有一些患者的皮疹在遇热如热饮、热水浴、情绪激动和运动后出现。皮疹的特点为 1～3 毫米大小的小风团，自觉剧痒，有时仅有剧痒而无皮疹。这种情况称为胆碱性荨麻疹，即小丘疹状荨麻疹，多发生于青年期。

20. 有什么荨麻疹的居家对策

荨麻疹患者应对自己的生活环境及起居多加注意。寻找致敏原是最重要的。有时，积极配合医生，结合自己的处处留心，还是可以发现过敏原的。对可疑致敏原应尽量避免，如前所述。对于局部瘙痒应尽量避免搔抓，以免引起皮损增加，瘙痒加剧。轻型患者，在家中常备抗过敏药物等是必需的，以备救急时使用。重型患者应及时就医，必要时服用药物治疗。服药期间避免高空作业、驾车外出等。另外，除积极治疗皮肤相关疾病外，还应注意是否存在其他系统的疾病。

五、药物过敏篇

药物是人们用来治疗疾病的一类物质，可以是天然的物质，来自于各种动物、植物，但大多数是人工合成和化学提取的。由于不同种类的药物来源不同，药物的分子结构亦有很大不同。一种新型药物在用于患者之前要经历漫长的过程，暂且不谈药物的发现、化合物的提取纯化、药理机制的探索，以及化学基团的修饰过程，只是从实验室到实验动物、再从动物试用到健康志愿者就需要一个漫长的严格的筛选过程。当药物开始应用到患者时仍然还不能说这种药就是安全有效的。因为，使用一种药的患者人群越多、越能发现少见的药物作用。的确，药物治疗是一把“双刃剑”。在发挥治疗疾病作用（正作用）的同时，还可能带来人们所不期望的作用（副作用）。这些副作用就是本章要谈到的药物不良反应，药物过敏就是其中的一种药物不良反应。

1. 什么是药物不良反应和药疹

药物不良反应，又称药物副作用，是在疾病的预防、诊断、治疗或功能恢复期，通过各种途径（口服、外用、皮下注射、点眼、点鼻、肌内注射、静脉注射、关节注射等）进入体内的药物所引起的一种有害反应。

药物不良反应可以发生在身体的各个方面，如骨髓抑制相关的血液异常、胃肠道刺激导致的恶心呕吐、腹痛腹泻;肝脏损害导致的黄疸、肝酶升高;肾脏损害导致的血尿、肾功能不全;还有脱发、黏膜溃疡等。

药疹,又称为药物性皮炎,是发生在皮肤上的药物不良反应,是最常见的一种药物不良反应表现形式。药疹占药物不良反应的 25%～33%。而药物的不良反应表现形式则更加广泛。

2. 药物过敏与药物不良反应有什么异同

药物不良反应的发病机制有变态反应和非变态反应两种。

药物过敏,即药物引起的过敏(变态)反应,是药物不良反应中的一种。已知绝大多数药物必须经过生物活化或代谢后才可引起过敏反应。另外,还取决于药物性质、药物代谢的个体差异,以及靶细胞分子特性等因素。与过敏相关的药物不良反应为非剂量依赖性、与药理作用无关、仅发生于少数患者、具有不可预测性。

虽然大多数药物不良反应与过敏有关,但通过非变态反应机制者更多见。

非变态反应的药物不良反应与所知的药理作用有关,多与剂量及积累作用有关,还与体内生态失衡(如菌群失调、酶系统紊乱),以及生物特性(容易造成某些器官损害)有关,可发生在所有人群(但也存在个体差异),为可预测性。

3. 影响药物不良反应的因素有哪些

个体素质和营养状态;有过敏史者发生药物过敏的几率高 4～10 倍;营养不良者容易发生药物不

良反应。药物化学特性如高分子、有机化学、人工合成、重金属类药物容易发生药物不良反应。由于赋形剂的使用,不同剂型的药物致敏性不同;同样,不同的给药途径亦有不同的致敏性,一般来说,口服药物最安全。剂量、疗程及药物的不正确使用与人为因素有关。

4. 药物过敏是怎么回事

药物过敏是患者接触到某种药物后产生的一种不良反应。发生药物过敏的患者多具有特异的体质,并且已经处于敏感状态下(已知或未知的情况下)。药物过敏与药物的剂量无关。

绝大多数是后天获得的,因此药物过敏一般不发生于首次用药。已致敏的患者对于该药的致敏性可持续很久,甚至终身不退,再次用药可重现原来的症状或更严重,接触该药的次数越多,反应往往越严重。

5. 药物过敏有什么特点

皮肤作为人体最大的器官,一方面含有参与药物代谢的细胞,同时也是免疫活性器官。因此,是药物不良反应和过敏反应最常受累的器官。

药物过敏与其他过敏症反应一样,多表现为皮疹,具有以下特点:发生反应前有致敏期;远低于治疗量的药物剂量即可激发过敏反应;临床表现仅限于具有一定的免疫病理基础的症候群,可以表现为Ⅰ～Ⅳ型变态反应中的任何一种;抗过敏治疗有效。

药物过敏分为可以发生在接触到过敏原药物后几分钟到服药 24 小时内发病(速发型),也可以延迟到几天后发生(迟发型)。

6. 如何判定药物的过敏反应或不良反应

当使用任何药物后发生了不期望出现的反应时,就要想到药物的过敏反应或药物不良反应。药物过敏反应有两种形式:一种是在用药当时就发生,称为速发过敏反应;另一种是潜伏一段时间后才发生,称为迟发反应。

药物过敏反应的程度轻重不一。轻则仅表现为皮肤潮红、皮疹、发痒、发热等;重则发生喉头水肿、胸闷心悸、哮喘、呼吸困难、剥脱性皮炎、过敏性休克,甚至可危及生命。

药物过敏反应不同于原有疾病的症状,如抗炎镇痛药物阿司匹林、消炎痛等引起的哮喘;抗生素如庆大霉素、链霉素导致的耳聋;青霉素、碘制剂引起的过敏性休克

过敏反应发生后停用药物,轻微的可较快消退,预后良好。重症者如救治不及时可导致死亡或导致后遗症。

7. 容易引起过敏的药物有哪些

抗生素类药物:磺胺类药物,如增效磺胺、磺胺嘧啶、复方新诺明等。

青霉素类药物:如青霉素、氨苄青霉素等。

氨基糖苷类药物:如链霉素、卡那霉素等。

镇静安眠药:如氯丙嗪、鲁米那、安定(地西泮)、苯妥英钠等。

解热镇痛药:如阿司匹林、安乃近、扑热息痛、炎痛喜康等。

麻醉用药:如普鲁卡因等。

血清制剂:如丙种胎盘球蛋白、动物血清等。

疫苗:如流感疫苗、麻疹和麻风腮疫苗等。

某些中草药:多与制剂不纯有关。

8. 皮肤的药物反应有什么表现

一种药物可以引起多种不同的皮肤损害,相反,不同的药物可以引起相同或相似的皮肤反应。可见,皮肤的药物反应表现很复杂。但有几种皮肤反应常与药物过敏有关。①固定性红斑。致病药物较多,多见于磺胺类药物、解热镇痛药、抗惊厥药及安眠药等。②猩红热样皮损。几乎所有药物均可引起,最常见的药物有青霉素类、磺胺类药物、解热镇痛药及别嘌呤醇。③荨麻疹样皮疹。典型表现为风团样皮损伴瘙痒,与Ⅰ型变态反应有关,多见于抗生素类药物引起。④多形红斑。以多形性皮肤损害为特点,好发于四肢。较严重的表现还有大疱性表皮松解症、剥脱性皮炎等。另外,还有血清病样反应(发热、荨麻疹、关节痛、淋巴结肿大)、湿疹、脓疱疹、色素异常、光敏性皮损、毛发改变等。

9. 服中药也会引起过敏吗

引起药物过敏的关键不论是中药或西药,关键是敏感的个体和药物的成分。中药成分复杂,含有各种分子量大小不等的化学成分,因此,服用中药过敏的事情时有发生。近年来报道较多的有穿心莲、板蓝根、益母草等单味药,以及六神丸、牛黄解毒片、复方柴胡注射液、青风藤制剂等中成药,其过敏表现与西药过敏相似,其中以荨麻疹和固定药疹最为常见。严重者和可以发生严重过敏反应，如过敏性休克、剥脱性皮炎等。

10. 如何防止药物反应

预防药物反应与其他过敏症的预防相比具有特殊的意义。除了制药公司严把药品生产质量关、药监部门严把制度关外，医务人员和患者方面还应密切配合，医生开具处方之前应该详细了解患者的过敏史，严格掌握用药指征；还应告知服药注意事项，注意药品说明书告知的各种预警表现。患者也应该遵医嘱服药，要注意药物的剂量、服药方法、服药时间及疗程。一旦服药后出现不适反应，应及时停用可疑药物，并到医院就诊。切勿乱求医、乱服药。

11. 药物之间会相互作用吗

一般来说，用药种类越多，发生药物之间不良反应的机会亦越多。有些患者，体弱多病，尤其是老年人，一般同时用药的种类较多。这些人群肝肾功能退化，药物代谢缓慢。在多种药物之间的相互作用中，有些作用为协同作用，致使药物作用加强；有些作用为相互抑制、相互影响而使其作用减弱，甚至发生毒性作用。

很多在结构上有共同之处的药物，如磺胺类药物均含有一个共同的化学结构，这些药物容易与其他含有类似化学结构的药物（如普鲁卡因、对氨水杨酸）发生相同的反应。对于有过敏体质者来说，这可能会发生药物之间的交叉反应或交叉过敏。

有时交叉反应导致的药物毒副作用难以鉴别，

因此，应尽量少用药。

12. 用药量小一点是否就不会引起过敏

药物的过敏症与药物的剂量没有关系。药物的过敏与药物的毒副作用含义不同。药物的毒副作用与药物的剂量有关，与个体素质关系不大。因此，减少药物用量可以减轻药物的毒副作用。但药物过敏反应的决定因素是个体的过敏素质，而与药物的剂量无关。因此，减少药物剂量并不能避免药物的过敏反应。

13. 曾经用过的药是否不会引起过敏

由药物过敏反应的原理可知：药物过敏是药物再次进入机体后激发机体免疫系统的记忆功能，激发二次免疫(过敏)反应所致。也就是说，一般是两次以上用药才会发生过敏。对于有过敏体质的患者来说，用相同药的次数越多，越容易发生过敏反应。临床上，一些药物有不同的生产厂家或同一厂家所生产药物的批次不同，药物的质量或药品所含杂质也有不同。因此，不能说曾经用过的药物不会发生药物过敏。

14. 有没有预测药物过敏的办法

最常用的预测药物过敏的方法就是皮肤试验。试验原理是：将一定浓度的药物注射于前臂内侧的皮肤内，数分钟后观察注射部位的皮肤变化。

这个方法可以在一定程度上预测发生药物过敏反应的可能性。但其结果具有假阳性或假阴性的情况发生。因此，应结合患者的病史、药物过敏史、家族过敏史，正确使用和解释药物皮肤试验的结果。

15. 药物皮试阴性者是否不会引起过敏

虽然使用药物前做皮肤试验的确可以避免一些药物过敏反应，但是皮肤试验的结果受很多因素影响，如药物浓度、机体的免疫功能状态、年龄、同时服用其他药物（激素、免疫抑制剂）、疾病状态等。还有一种情况就是迟发型药物过敏反应。因此，皮试阴性者有时也可能发生过敏反应。

16. 抗过敏药是否不会引起过敏

首先，抗过敏药物本身也是药物。因此，抗过敏药物引起过敏反应可能性是存在的。其次，抗过敏药物的作用机制是抑制过敏反应导致的后续炎症反应，因此从本质上，抗过敏药并不能彻底防治过敏反应的发生。因此，正在服用或再次服用抗过敏药物的患者，如果出现不同于原有疾病症状时，要注意抗过敏药物过敏的可能性。同样，治疗严重过敏症的糖皮质激素也有过敏反应的报道。

17. 是不是只有吃药打针才会引起过敏

由药物过敏的发生原理可知，只要是机体的免疫系统接触到致敏药物，无论通过何种途径进入人体，都可能引起过敏反应。除最常见的口服和注射药物外，点眼药、滴鼻药、滴耳药、雾化吸入药、外用药、灌肠药、治疗牙病用的内塞药和充填剂，以及各种诊断用的造影剂如碘制剂等，均可能引发全身性过敏反应。因此，不能忽视口服和注射药物以外的药物过敏（图 10）。

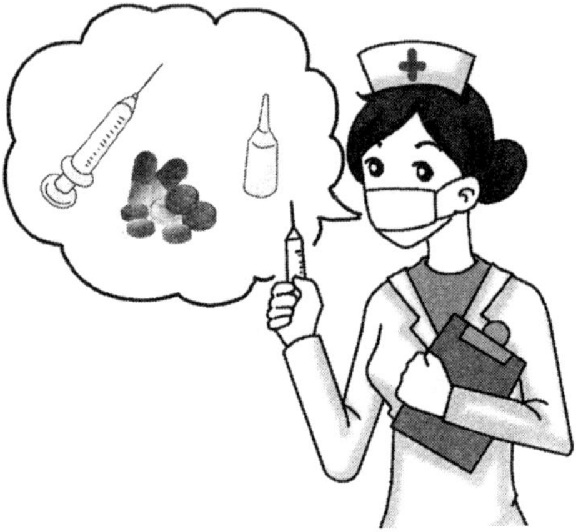

图 10　不能忽视口服和注射药物以外的药物过敏

18. 第一次吃药不过敏，以后吃同种药也不会过敏吗

药物过敏的过程分为两个阶段，即致敏阶段和效应阶段。致敏的药物首次进入人体后刺激机体的免疫系统，产生针对该药物成分的抗体，激活一些淋巴细胞，这个时期机体虽然未发生过敏症状，但处于致敏状态，临床上称为潜伏期（即第一次服药不过敏）；如果再次使用相同的药物，机体免疫系统就会迅速作出反应，释放出大量具有生物活性的物质，就会出现各种过敏症状，此时即为效应阶段。

所以，如果第一次吃药不过敏（机体没有发生针对药物的致敏反应），有可能是真的不过敏，以后吃这种药也不过敏；但如果第一次吃药后机体被致敏

（处于潜伏期），那么，再吃同种药物就会出现明显的过敏症状，严重者会发生过敏性休克，所以应高度警惕。

19. 如何看待青霉素皮试

众所周知，由于一些药物的过敏反应（如过敏性休克）后果严重，对于发生过敏反应较多的药物，在使用前要进行皮肤试验（皮试），以防止发生药物过敏。

以青霉素类药物为例，已知以前应用青霉素类药物未发生过敏，并不等于再次使用就一定安全。因此，再次用药前应再做皮试。

应当注意的是：在做青霉素皮试期间，患者应处在医务人员的严密监视范围内。因为对青霉素高敏的人，在青霉素皮试时也可能发生严重过敏反应。如果青霉素皮试阴性，提示发生速发型过敏反应的几率小，可以试用青霉素类药物，但不等于一定不会出现（迟发型）过敏反应。因此，应提高对药物过敏的警惕，随时预防其发生。

20. 出现药物过敏反应后是否停药就可以了

发生过敏反应后停止使用可疑药物只是首要措施和基本措施，但是还不够。严重速发型过敏需要抢救；较重的过敏需要药物治疗；较轻的过敏，在停药的同时还应加强观察，以防止迟发型过敏反应。此外，还应多饮水（必要时还需要大量输液）以利于残存药物从尿中加速排出。

21. 药物过敏有什么特殊表现

药物过敏除了出现常见的皮疹、瘙痒等一般过敏症状外，还可有心肌损害，出现心肌炎表现。患者常有胸闷气短、乏力、血压下降、心动过速或其他心律失常，心脏可轻度增大，心电图可见相应的异常改变。严重的心肌炎会突然发生死亡，应当引起注意。

药物过敏性心肌炎与药物中毒性心肌炎的发病机制不同，前者与药物的变态反应相关，而与药物剂量无关；后者则与剂量有关。一般说来，不论何种药物，只要引起过敏，都可同时产生心肌损害，尤其是用磺胺类、青霉素、四环素、链霉素、消炎痛、保泰松等药发生过敏时，更常损害心肌。药物过敏所引起的心肌炎，如能早期发现，及时停用引起过敏的药物，施以抗过敏治疗及支持对症治疗，多在数日即可恢复。如不及时发现，延误治疗，可以出现生命危险。因此，对待药物过敏者，不要只注意皮疹、瘙痒等过敏症状，还要注意患者是否有胸闷、气短、心悸等心血管系统症状，及时做心电图检查和心肌酶检查，以便及早发现。

22. 药物过敏的黏膜表现有哪些

药物的不良反应是多种多样的，除皮肤表现为，还应注意黏膜部位的特殊表现。一些患者服用某些药物后，如抗炎镇痛药、磺胺等，会出现口腔黏膜不适，在口腔两侧的颊黏膜上、舌面、上腭等处出现许多溃疡，疼痛明显，甚至影响喝水、吃饭。这是药物毒性反应或过敏反应在口腔的一种表现。除明显皮肤改变外，有些患者还可以出现眼结膜、生殖器黏膜病变，甚至出现全身症状，应注意 Steven-Johnson 综合征。这是一种严重药物过敏表现。当遇到这种情况时，必须立即停止口服或注射这些药物。同时，服用一些抗过敏药物治疗，症状严重者需及时到医院治疗。

六、儿童过敏篇

由于尚处于生长发育状态，与成年人相比，婴幼儿与青少年的生理功能有很大的不同。

由于免疫系统各器官的生理发育尚未健全，其自身的免疫功能还未建立，因此婴幼儿在出生后的6个月内，仍然有从母亲体内带来的抗体。由于接触到过敏原的机会较少，免疫系统还不能对诸多的外来抗原识别和作出“正确”反应，此时接触到的抗原与过敏原会对婴幼儿的免疫系统造成深远影响。婴幼儿的过敏反应表现也与成年人有所不同。随着母亲来源的抗体消耗殆尽和自身免疫系统功能的不断完善，以及与“自然社会交往”的增多，儿童发生过敏反应的几率及表现也逐渐趋于与成年人相同。

1. 小儿过敏常有哪些表现

小儿过敏，随发病的程度不同，发病部位的反应也不同。最常见的为皮肤症状，常见湿疹、瘙痒皮疹、荨麻疹、神经性水肿、皮肤干燥。口腔过敏综合征表现为口唇水肿和瘙痒，重症可有咽喉部水肿，甚至导致呼吸困难窒息。消化道症状表现为呕吐、不爱吃饭、腹痛、腹泻或者便秘，重症可出现直肠出血，最终导致生长发育迟缓。呼吸道症状表现为喘息、咳嗽，重者出现哮喘，大一些的儿童表现为过敏性鼻炎。

一般来说，人的过敏历程会随着年龄而发生变化，不同年龄阶段，过敏症状的表现不同，常见疾病不同。0～1 岁主要是牛奶过敏和湿疹，1 岁以内 90％以上的过敏都是由食物引起的；1 岁以后，过敏体质儿童湿疹会逐渐好转，随之会反复出现喘息性支气管炎、慢性反复性中耳炎；3 岁以后大多发展为哮喘，随着年龄增大，哮喘发作会减少；10 岁以后表现为过敏性鼻炎。

2. 小儿过敏与遗传有关吗

可以肯定地说，小儿过敏和父母有一定关系，有一定的遗传倾向。父母为过敏体质者，其子女过敏的发病率高。研究发现：父母中一方为过敏体质，子女过敏性疾病的发病率 20％～40％；父母双方均为过敏体质，子女过敏性疾病的发病率 50％～70％。父母双方都不是过敏体质者，其子女过敏性疾病的发病率为 5％～15％。这和个体差异有关。同时，父母过敏的种类和宝宝过敏的种类也会有所不同，而且，随着年龄变化，宝宝过敏的表现也与父母的过敏表现有所不同。

3. 过敏体质的准妈妈如何减少宝宝发生过敏

减少婴幼儿过敏的发生要从孕期抓起。研究显示，曾生有食物过敏儿童的女性，若在下次妊娠或哺乳期避免食入致敏食物，可降低新生儿对花生和鸡蛋的过敏风险，并可减轻哮喘症状。因此，在过敏高发的家族中，母亲为过敏体质者，子女获得类似体质的几率为50%，这种过敏体质的基因遗传在受精时就已确定，子女过敏的发生率为30%。这类孕妇在怀孕期间应该避免大量摄取蛋、牛奶、肉类等容易诱发过敏的食物，多吃水果蔬菜。有烟瘾的孕妇更应该戒烟，因为吸烟的女性生下的小儿患过敏性疾病的几率是不吸烟女性的2倍。戒烟除了可以避免引起自身的过敏反应，降低过敏疾病发生外，还有助于母亲及婴幼儿免疫系统的稳定，减少宝宝出生后发生过敏反应的几率。当过敏体质的母亲亲自哺育宝宝时，也应避免食用过敏原含量高的食物，如牛乳、蛋、有壳的海鲜及坚果等。因此，避免食入过敏原是预防过敏的有效方法，还可影响过敏性疾病预后。

有过敏家族史的母亲，可在怀孕6个月后和哺乳期服用益生菌，如双歧杆菌或乳酸杆菌。人体最大的免疫系统是在肠道内，只要肠道免疫功能健全，就能降低过敏症状，而益生菌是其中的关键。益生菌可以保持免疫活性，避免引起过敏反应，有效改善过敏体质，降低过敏疾病发生，使小儿出生后过敏几率降低50%。

4. 为什么婴幼儿容易发生食物过敏

婴幼儿食物过敏的原因，一是早期暴露：初生婴儿的肠道免疫系统尚未成熟，容易对外来蛋白质产生过敏反应；二是环境因素：环境太干净，近似于无菌消毒剂的广泛家庭使用和抗生素的大量滥用导致婴儿肠道菌群失调。三是遗传性因素：父母有过敏体质者，其孩子过敏症的发病率高。四是免疫状态：刚出生新生儿肠道和免疫状况不完善，肠腔内无菌，肠壁结构松弛导致渗透性高，尤其是半岁前服抗生素，破坏了婴儿肠道菌群环境，肠道内肠道菌群失调，对病原菌的获得性免疫尚未建立。

5. 婴儿出生后如何减少发生过敏反应

防止宝宝过敏的办法可以归为两大类：

(1)一级预防：从婴儿出生即刻开始，促进口服耐受建立。由于小儿出生后消化器官尚未发育完全，因此，这时母乳是最好的食物。母乳中含有足够婴儿生长发育的营养成分，也含有多种婴儿必需的抗体，母乳中的抗体、激素等能促进婴儿发育并增强抵抗力，可减少小儿过敏症的发生。

1岁以内婴儿过敏90%以上为食物过敏。过早给婴儿食用含高过敏原的食物，易导致婴儿体内产生过敏性抗体(IgE)，而婴儿体内过敏性抗体浓度越高，未来发生过敏症的机会也越高。所以，应尽量避免给婴儿食用含有高过敏原的食物，如牛奶、羊奶、虾、蟹等异种蛋白。若给出生4个月内的婴儿喂食固体食物，则日后容易患湿疹或异位性皮炎等过敏症。因此，有过敏高危因素的婴儿，出生后4个月内不要喂食副食品，日后也应避免食用含高过敏原的食物。

尽早训练婴儿的免疫系统，出生后即开始服用益生菌。人体最大的免疫系统是在肠道内，只要肠道免疫功能健全，就能降低过敏反应及过敏症状，而益生菌就是其中的关键。益生菌可保持免疫活性，避免引起过敏反应，有效改变过敏体质、降低过敏性疾病的发生。

(2)二级预防:减少空气中的尘埃,去除地毯和不透气床垫,经常暴晒被褥,经常清洗床单、衣物,不要养宠物,减少室内空气污染,不要让宝宝接触吸烟者,避免被动吸烟。

6. 母乳喂养是否能够减少过敏发生

由于小儿出生后消化器官尚未发育完全,因此这时母乳是最好的食物。母乳中的抗体、激素等能促进婴儿身体发育并增强婴儿抵抗力,可以减少过敏发生。小儿 1 岁半以前,尽量少吃容易引起过敏的食物,如海鲜、硬果、蛋类等,1 岁半以后再慢慢添加。因为过敏性物质的刺激往往要积累到一定的量才会诱发过敏反应,越晚接触或越少接触过敏原,过敏反应就越少发生。如果小儿过早开始喝牛奶或是吃鸡蛋之类的食品,过敏性体质就有可能会提前被激发出来。母乳喂养避免了食用母乳替代品(如牛乳),降低了异种蛋白摄入,可减少过敏的发生。

如果是过敏高危险的妈妈,又想亲自哺育宝宝时,应避免食用过敏原含量高的食物,如牛乳、蛋、麦、有壳的海鲜及坚果等。

7. 如何预防婴幼儿食物过敏

预防婴幼儿食物过敏,可从以下几个方面注意:

(1)延长母乳哺育的时间,至少能到 6 个月。母乳中含有多种对过敏反应有制约作用的免疫球蛋白及多种抗体,对防止过敏很有好处。哺乳期间,妈妈避免吃容易引起过敏的食物。

(2)小儿出生后第一年的饮食要以低过敏的食物为主,同时辅食添加不宜过早。逐步给宝宝增加新食物，从蔬菜、米饭、谷类食品、水果开始。过敏体质的小儿，添加辅食的时间可稍晚些，推迟到6～8个月时再添加，蛋和鱼在18个月大以后再添加。

(3)添加固体食物时，开始量要少，品种以单项为宜，观察无过敏反应时再多喂或加入新的辅食。切忌多种新食物同时添加，分辨不清过敏原。一旦发现哪些食物有过敏反应时，应立即停止食用。对于会引起过敏的食物，尤其过敏反应会随着年龄的增长而消失的食物，一般建议每半年左右试着添加一次，量由少到多，看看病症是否减轻或消失。

(4)通过对食品进行深加工，去除、破坏或者减少食物中过敏原的含量。例如，可以通过加热的方法破坏生食品中的过敏原，也可以通过添加某种成分改善食品的理化性质、物质成分，从而达到去除过敏原的目的。在这方面，最常见的就是酸奶。牛奶中加入乳酸菌，分解了其中的乳糖，从而使对乳糖过敏的人不再发生过敏反应。

(5)避免摄入含致敏物质的食物是预防食物过敏最有效的方法。如是单一食物过敏，应将其从饮食中完全排除，用不含过敏原的食物代替；多种食物过敏，则要请营养师进行专门的营养指导。尽量避免食用含有高过敏原的食物，如牛奶、虾、蟹、坚果(如花生)、麦等食物。

8. 婴儿湿疹是怎么回事

湿疹是一种常见的由多种内外因素引起的表皮及真皮浅层的炎症性皮肤病，一般认为与变态反应有一定关系。婴儿湿疹，中医又称为“奶癣”、“婴儿湿疮”、“胎敛疮”等。湿疹反复发作，对患儿有不同程度的影响，最常见是瘙痒使其哭闹不安及搔抓，长期可严重影响睡眠，甚至导致生长发育迟缓，使患儿生活质量降低。研究显示，湿疹婴儿是花生和其他食物过敏症的高危人群。中国人中，婴儿湿疹是牛奶过敏最常见的症状之一，β-乳球蛋白是一种主要的牛奶蛋白，也是牛奶蛋白中的主要过敏原。以牛奶为原料生产的配方奶粉，不能去除其中的蛋白。湿疹持续存在的儿童，其家长中大多也易发生过敏，很多儿童长大后发生过敏性鼻炎或哮喘。

9. 如何预防婴儿湿疹

湿疹婴儿是食物过敏的高危人群。要避免婴儿湿疹的出现，就要找到其中的原因。如果是牛奶过敏，就要严格避免食用牛奶蛋白的奶粉，包括牛奶及其奶制品，选择牛奶替代品。深度水解蛋白配方奶粉对多数轻到中度的牛奶过敏治疗有效，游离氨基酸配方奶粉，即临床证实的无敏配方奶粉治疗中重度的牛奶过敏或多种食物蛋白不耐受的效果显著。同时，延迟固体食物的添加，尤其是鸡蛋，避免或减少添加刺激性食物，如鱼虾，多吃清淡易消化，富含丰富维生素和矿物质的食物。另外，还应避免孩子过胖。

婴儿喂食母乳会减缓婴儿湿疹严重度，另外，还可以有效减少其他过敏如喘鸣发作的次数。同时，尽早训练免疫系统，出生后即开始服用益生菌。

10. 婴幼儿皮肤过敏常与哪些食物有关

容易引起婴幼儿过敏的食物主要为：鸡蛋清、牛奶、花生、杏仁类坚果、某些鱼虾蟹贝(没有河产或海产之分)、牛羊肉,部分宝宝对莜麦、燕麦、小麦、番茄、芒果、草莓、樱桃、南瓜、苹果、桃子等食物也会产生不同程度的过敏。

牛奶过敏是小儿最常见的食物过敏之一,欧美发达国家,婴儿牛奶过敏发生率2%～7.5%。同时,50%牛奶过敏的婴儿可能对其他食物过敏,50%～80%牛奶过敏婴儿可能出现吸入性过敏原过敏,牛奶过敏婴儿存在哮喘、湿疹、过敏性鼻炎等特应性疾病的发病风险。

11. 为什么婴幼儿会出现牛奶过敏

牛奶过敏是小儿最常见的食物过敏之一,引起牛奶过敏的首要过敏原是α-酪蛋白和β-乳球蛋白。母乳中的蛋白质主要是β-酪蛋白,β-酪蛋白里面有较多脯氨基酸使β-酪蛋白结构无法折叠而呈松散氨基酸链,使胃内酶容易将其分解。胃内有胃蛋白酶可很快分解结构松软的β-酪蛋白。而α-酪蛋白必须到肠内在较高碱性条件下结构才松开而由胰蛋白酶分解(α-酪蛋白等电点在酸性pH值4.5时呈结构紧密不溶状态,这种情况胃内酶不容易分解它)。婴幼儿对牛奶过敏,主要是α-酪蛋白有过敏原,如被肠内酶分解不全就产生抗原性,对身体产生过敏。同样,母乳中含有α-乳球蛋白,易于消化;而牛奶中α-乳球蛋白含量很少,主要是β-乳球蛋白。

12. 如何确诊婴幼儿对牛奶过敏

确诊婴幼儿是否对牛奶过敏,主要从临床评估、家族过敏史、喂养史几个方面考虑。除小儿进食牛奶后出现各种不适表现外，还可以考虑进行诊断测试。

一种诊断方法是皮肤点刺实验，这需要在专门医疗机构完成。因为皮肤点刺，实际上是在小儿皮肤内注入微量过敏原(牛奶)，刺激小儿产生过敏反应。如果是过敏严重，即使是很微量的过敏原也会出现速发型过敏反应，严重的会危及生命。

另一种诊断方法是血清特异性 IgE 测定，这个方法是检测小儿血清内可疑过敏原的抗体，但是在不明确过敏原种类的时候，需要筛查，这个方法费用较高，如果筛查的品种多，花费就很高。

第三种诊断方法是食物回避＋激发试验，这种方法简单易行。食物回避：通常对怀疑牛奶过敏的婴幼儿暂停用牛奶及其奶制品喂养(在此期间可选用游离氨基酸无敏配方替代奶制品喂养 2～4 周)，再给宝宝用牛奶及其奶制品喂养做激发试验。如果回避期间无过敏症状，而经过激发又出现过敏症状就可以判断为牛奶过敏。

牛奶蛋白过敏或不耐受的症状有：皮肤表现为湿疹、红疹；胃肠道症状表现为腹泻、呕吐、便秘；呼吸道症状表现为频繁哭闹或者烦躁不安、气喘等。

13. 婴幼儿对牛奶过敏怎么办

如果明确宝宝对牛奶过敏，就应该严格避免牛奶蛋白，包括牛奶及其奶制品的食入，选择牛奶替代品。可以选择牛奶替代品给婴幼儿食用。

牛奶替代品有深度水解蛋白配方奶粉。深度水解蛋白配方奶粉对多数轻到中度的牛奶过敏治疗有效，游离氨基酸配方奶粉，即临床证实的无敏配方奶粉，治疗中到重度的牛奶过敏或多种食物蛋白不耐受的效果显著。良好的牛奶替代品，营养全面且不会引起免疫介导反应，具有无过敏原性或低过敏原性的特点，营养成分有助于生长发育保证婴幼儿营养状态良好，配制上完全按照宝宝的口味，安全可口，同配方奶粉一样方法冲调，家长容易配制，使用起来方便，可以满足婴幼儿生长发育的全面需要。深度水解蛋白配方奶粉尤其适合因食物敏感而肠道受损的患儿。深度水解蛋白配方奶粉以多肽为主要成分，具有较低渗透压的特点，促进水钠吸收，这对腹泻患儿有益更易于耐受。对于严重的胃肠道吸收功能损伤的婴幼儿来说，用以多肽作为基础的要素饮食比用以氨基酸为基础提供氮来源的要素饮食更具临床优势。深度水解蛋白配方尤其适合因食物敏感而肠道受损的患儿。降低食物蛋白的过敏原性最有效的手段是减小它们的分子大小，多肽就是小分子蛋白质，蛋白质的水解降低了分子量，使得其产物适合牛奶蛋白过敏的婴儿。如果消化道受损，尤其是小肠受损，应该减少乳糖摄入，所以应该采取低乳糖或者无乳糖的饮食。反复腹泻的婴儿需要额外的铁来防止贫血。

14. 为什么牛奶过敏患儿应用了某些替代品喂养没有效果

牛奶过敏用某些替代品喂养失败的原因：①选用其他动物奶制品如羊奶，由于蛋白种类与牛奶相似仍会引起过敏。②大豆配方粉，可引起交义过敏，大豆配方不能用于6个月以下过敏的婴儿，大豆含有大量雌激素，不适合小婴儿食用。③低乳糖配方粉，含牛奶蛋白仍会引起过敏。④部分水解配方粉，仍具有过敏性，只能用于预防，可作为高危婴儿的一级预防，但不能用于治疗牛奶过敏。

15. 预防婴幼儿对牛奶过敏的最佳选择是什么

预防宝宝对牛奶过敏，一级预防最为理想，从婴儿出生即刻开始，促进口服耐受建立最为关键，服用益生菌(双歧杆菌/乳酸杆菌)，改善婴儿肠道菌群，促进菌群平衡。其次远离过敏原，回避过敏性食物，选择纯母乳喂养，坚持纯母乳喂养至少6个月。如果母乳绝对不足或因其他人为因素导致不能纯母乳喂养，添加部分水解蛋白配方奶粉喂养。婴儿4个月内不应添加任何辅助食物，尤其是奶制品。1岁以后再添加鸡蛋蛋白，1岁以内仅吃鸡蛋黄。

16. 小儿过敏性咳嗽是怎么回事

春秋季是容易发生咳嗽的季节，由于气候干燥，冷热变化无常，呼吸道容易感染，小儿容易出现咳嗽症状。在各种咳嗽中，有一种小儿过敏性咳嗽常常被人们所忽视。为什么会发生小儿过敏性咳嗽呢?首先，患儿可能是过敏性体质。这与过敏家族史(遗传因素)有关。其次是饮食，许多食物容易引起过敏，如鸡蛋、牛奶、螃蟹、虾米，以及花生、腰果、芒果、草莓、橘子等。秋季蟹黄虾肥、水果丰收，吃了这些食物则引起过敏。最后是环境因素。儿童爱在室外玩耍，有些花粉、草子进入呼吸道引起过敏，从而引起小儿过敏性咳嗽的发生。

17. 小儿过敏性咳嗽有什么特点

小儿过敏性咳嗽的特点是：多在夜间出现阵发性、刺激性干咳，咳嗽剧烈时常伴有哮鸣音和气喘；患儿在咳嗽前，一般没有明显的上呼吸道感染和发热。给予抗感染药物和止咳化痰药治疗往往不见好转。如果用一些平喘和抗过敏药物，咳嗽就会明显得到控制。

18. 如何诊断过敏性咳嗽

医生判断小儿咳嗽是否因过敏引起，会从几方面考虑：①婴幼儿期是否常有季节性咳嗽。②咳嗽是否呈阵发性、刺激性干咳。③是否有个人过敏史。④是否有明确的家族过敏史。⑤用平喘药和抗过敏药物治疗后，能否控制咳嗽。通过对上述几方面的了解，过敏性咳嗽一般是不难作出诊断的。

如果能早期及时发现小儿过敏性咳嗽，在医生的指导下，除给予适当的抗过敏治疗外，更重要的是应尽量查出过敏原、避免或减少接触致敏物质，并有效地控制上呼吸道感染，降低患儿呼吸道黏膜的敏感度，可减少过敏性咳嗽的发生。

19. 过敏性鼻炎是怎么回事

过敏性鼻炎是过敏反应发生在鼻黏膜的一种疾病。过敏性鼻炎可发生于任何年龄包括婴幼儿时期，大多数患者于20岁前出现，是一种常见病，国内外文献报道，多达10％的儿童和20％的少年罹患常年性鼻炎，其中大多为变态反应性。约75%的哮喘儿童也有本病。没有性别差异。过敏性鼻炎的发病与遗传因素、环境因素和变应源的暴露有关。

过敏性体质是不传染的，也就是说，过敏性鼻炎不是传染病。有一些过敏性鼻炎患者，到一定的季节就发作，与此同时，自己的孩子也跟着打喷嚏、流鼻涕，就以为是自己把病传染给了他们。实际上，这些症状不是传染所导致，而是大人和孩子都对该季节中的某些过敏原，如花粉过敏。

20. 儿童过敏性鼻炎有什么危害

年龄在14岁以下的少年儿童，因其正处在高速成长发育期，如果长期患有慢性鼻炎，可导致鼻腔不通畅而影响呼吸，使夜间睡眠不好并张口呼吸，白天也会因鼻塞而情绪不佳，易发脾气；另外，鼻腔不畅通会使机体长期处于慢性缺氧状态，从而使全身各系统发育受到不同程度的影响，尤其是对大脑发育影响最为严重，会引起记忆力下降、思维不集中、反应迟钝等，使孩子“变傻”。

21. 小儿过敏性鼻炎的常见症状有哪些

宝宝患有过敏性鼻炎最为明显的四大症状就是打喷嚏、流鼻涕、鼻痒和鼻塞。特别是早晨和晚上打喷嚏最严重，而且一打起喷嚏来连续好几个，就像正在扫射的机关枪，突然而剧烈，轻易停止不了；随后就清水鼻涕流不停；随体位变动而改变的鼻塞，如左侧卧则左鼻塞而右鼻通，右侧卧则右鼻塞而左鼻通，鼻塞严重时会出现张口呼吸；鼻痒是过敏性鼻炎的特征性表现，宝宝喜欢揉搓鼻子也是特征之一。还可以伴有头晕头痛、闻不到气味、听不清声音，以及眼睛发痒、流泪等。合并眼症状包括眼痒多见于动物变应源和季节性花粉所致者，患儿常有变态反应家族史。鼻腔内部检查显示鼻甲水肿，常呈苍白或紫色，上盖有一薄层水样黏液。严重病例肿胀的鼻甲可完全堵塞鼻通道。

22. 小儿发生过敏性哮喘的原因有哪些

小儿过敏性哮喘发病原因众多。一是遗传性因素。国内50.9%过敏性哮喘患儿有家族过敏疾病史，37.5%患儿有家族过敏性哮喘史；二是吸入性过敏原。吸入性过敏原大多数借助空气传播，主要来源于生活环境中的抗原物质，其致敏成分主要为蛋白质和多糖。三是日常生活中刺激性或有害物质及室内外空气污染，种类繁多。四是呼吸道病毒感染。呼吸道病毒感染除可直接引起气道炎性反应并导致气道黏膜损伤外，还可作为一种过敏原引起气道变应性炎症，

23. 小儿过敏性哮喘如何预防

(1)避开过敏原：这是最重要和最有效的预防措施，如避免接触尘螨、动物皮毛、花粉、真菌孢子，不吃虾、蟹等易引起过敏的食物。

(2)改善家居环境：研究证明，小儿尘螨 IgE 阳性主要与居室的地板和床上用品有关，特别是密封性好的钢筋水泥结构住宅，其尘螨 IgE 阳性率明显升高。所以家长要尽量保持室内通风。

(3)注意饮食：中医学认为，肺喜润恶燥，所以应多吃润燥食品，如生梨、荸荠、柚、甘蔗等，对过敏性

哮喘有预防作用。

(4)多运动:增强体质是长期预防过敏性哮喘发作的有力措施,特别是对体弱和过敏体质的小儿。

24. 花粉过敏是怎么回事

花粉为一种蛋白类物质,其中含有的油质和多糖物质。花粉进入人体后,可通过鼻腔黏膜刺激人体免疫系统,致使人体产生多种抗体;如果这些抗体和入侵的花粉相遇,并大量蓄积,就会引起过敏。花粉过敏症还表现为接触花粉后,接触部位出现皮损,常见部位是头部、面部等暴露部位,少数严重的病例可有发热、头痛、恶心等全身症状。

25. 如何预防宝宝花粉过敏

减少花粉过敏的最可行措施就是不要接触花粉或尽力减少接触花粉的机会。

①尽量在室内活动,尤其避免在花粉数量最高的傍晚出门。②关上卧室的窗户睡觉,以防花粉在夜晚飘进房间。③春秋季不要到草原及树木较多的地方旅游。④一定要外出,可带厚层口罩。

26. 什么是尘螨

尘螨是一种比针头还细小的小虫子,一般肉眼是看不见的。尘螨生活在温暖潮湿的环境,以人体皮肤脱屑为食,是全球最常见的致敏原,超过70%的过敏性疾病与尘螨有关。80%的气喘儿童对尘螨过敏。尘螨一天排泄可高达20~30次。这些排泄物可以在静止的空气中悬浮长达20分钟。尘螨排泄物一旦被人吸入,即在鼻腔或肺部组织中溶解。

对尘螨过敏者而言，被溶解后的排泄物会在细胞组织上释放酵素，破坏组织结构并引起过敏反应。相同的酵素溶解作用也会在身体其他较敏感的部位引发过敏反应。

27. 如何预防宝宝对螨虫过敏

卧室是家中尘螨聚集最多的地方。床垫、枕头、沙发垫、椅垫、地毯和其他海绵或纤维织物都是尘螨生长的温床。减少尘螨的方法就是经常清洗这些物品，最好使用50℃以上的水烫洗，并在太阳下晾晒。空调也是螨虫的聚集地，每年初次使用前要进行清洗，在使用过程中，也应每月清洗一次。

尽量不使用地毯，或用聚乙烯地毯代替羊毛地毯；多余的衣物及绒毛玩具、毛织物品置于储物柜内。

用百叶窗、卷帘等代替织物窗帘；避免使用填充式家具，书籍最好置于带门的书柜内；减少易堆积灰尘的悬挂饰物。保持室内空气流通；只要天气好，每天早晚各通风30分钟。

28. 宝宝对鸡蛋过敏怎么办

鸡蛋是婴儿断奶食品中最容易引起过敏的食物。由于婴儿消化系统尚未发育成熟，不能使蛋白质完全分解与吸收，而蛋清中的蛋白质分子较小，容易透过肠壁黏膜进入血液，从而容易引起过敏反应。

由鸡蛋引起的过敏症状：婴幼儿吃鸡蛋后，口周变为红色，皮肤出现荨麻疹，有的患儿会有腹泻和呕吐等症状。

煮熟的蛋黄比半熟蛋黄更易于婴儿吸收，所以，

4个月以后的小儿，可逐步开始吃煮熟的蛋黄，但需注意逐步加量。通常情况下，8个月小儿就可以吃蛋白了，如果对鸡蛋过敏，就应该推迟到12个月之后再开始喂鸡蛋白。

29. 为什么要打预防针

预防针即疫苗。疫苗是由经过特殊处理的病毒、细菌或其抗原性物质所制成的，用于预防接种的生物制品，它保留了刺激人体对该疫苗产生抗体的能力，又具有较高的安全性，从而接种后起免疫的作用。

为了使孩子增强免疫力，防止传染病，适宜年龄的婴幼儿及儿童都应及时去防疫站打预防针。这是为保障儿童及青少年健康成长的国家计划免疫的一部分。

30. 为什么有些孩子不宜打预防针

打预防针也有适应证。有些情况是不宜打预防针的，以免出现严重反应。

(1)要看当时儿童的健康状况。正在发热的儿童不宜注射疫苗。一方面因为打防疫针会出现体温升高的反应，加重发热的病情；另一方面，发热往往是流感、麻疹、脑膜炎、肝炎等急性传染病的早期症状，接种疫苗不仅会加快发病，还会加重病情，使病情更复杂。同时，疫苗中的抗原成分与致病的细菌可互相干扰，影响免疫力的生成。

(2)正在患急性传染病或痊愈后不足2周、正在恢复期的儿童应缓期打预防针。

(3)在接种的部位有严重皮炎、湿疹及化脓性皮肤病的儿童应治愈后再接种。

(4)患有严重心脏病、肝脏病、肾脏病、结核病、神经系统疾病、重度营养不良、过敏体质、哮喘、荨麻疹患儿也不宜打预防针。

如果不宜接种疫苗的儿童又必须接种时,如被狗咬伤者必须接种狂犬疫苗,一定要在医生指导和密切观察下方可接种。

31. 婴幼儿对鸡蛋过敏能注射流感疫苗吗

流感疫苗是接种在鸡胚里生长出来的,因此,流感疫苗中含有鸡蛋成分。婴幼儿如果鸡蛋过敏,也有可能对流感疫苗产生过敏反应。因此,对鸡蛋过敏的婴幼儿不宜注射用这种方法生产的流感疫苗。

七、过敏症对策篇

针对过敏症的对策，主要是预防为主，防治结合，做好充分准备，尤其是过敏季节到来之前。针对每一个人的预防和治疗策略可能各有不同，针对不同过敏原的防治对策亦有所不同。

一般来说，针对吸入性过敏原，主要预防措施为环境、空气的净化和隔离；针对食入性过敏原，主要预防措施为防治“病从口入”；针对接触性过敏原，主要预防措施就是“脱离接触”。

过敏症的治疗原则主要是调整机体免疫状态，控制和减低机体的免疫（过敏）反应。轻症患者以调整为主，重症患者则在调整的同时需要药物干预。

总体来讲就是：警觉和识别（过敏反应）、寻找和脱离（过敏原）、控制和减少（过敏症状）、与过敏症“共生存”（脱敏治疗）。

1. 怎样才能知道是否是过敏症

过敏症的临床识别：①警惕。每遇到同一种情况（如药物、季节、装饰品等）就发病时提示有过敏症的发生。②症状。不同器官的过敏有不同的症状，最常见的呼吸道过敏症状有阵发性喷嚏、流清水鼻涕、鼻塞、鼻痒等，有的患者同时出现哮喘发作。③化验。血液中、患者鼻分泌物或痰液中检到大量嗜酸性细胞，IgE 水平增高，提示有过敏症的存在。

④特殊试验。如皮肤试验阳性或吸入试验诱发过敏症状均能确定过敏的存在。

2. 如何进行过敏原检查

除了注意观察过敏发作的规律和临床表现外，一些辅助检查可以协助过敏原的确定。

（1）血液化验：过敏症患者的血液检查可有以下发现：血常规可以发现嗜酸细胞增加；血清及分泌物中 IgE 含量的测定；痰液、鼻涕、耳道及眼分泌物中嗜酸细胞增高；大便中发现寄生虫卵；血清及其他体液或分泌物中组胺含量的测定；虽然这些检查可提示过敏反应的存在，但这些检查是非特异性的。

（2）皮肤试验：皮肤试验的原理是：由于外源性过敏症患者的体内存在一种特殊抗体，称为反应素，即特异性 IgE。当相关抗原（过敏原）通过不同途径进入皮肤时，即与反应素相结合，进而激发一系列反应，释放血管活性介质，产生局部炎症反应。临床上可以观察到皮肤试验局部出现充血、水肿、渗出，形成丘疹及丘疹周围出现红斑，这就是阳性的皮肤试验反应。

这些检查结果的特异性相对较高。因此，临床上采用最广的体内特异性诊断方法，首推皮肤试验。

3. 有哪些皮肤试验的种类和方法

皮肤试验有多种方法，各有优缺点和适应人群，临床应用时应予以注意。

（1）贴斑试验：亦称斑贴试验，是一种简单而安全的方法。

操作方法是：将少许可疑过敏的药物、食物或吸入物的调和物置于患者前臂内侧皮肤上，再覆盖塑料薄膜后加以包扎，24～72 小时后观察皮肤反应。如有皮肤红肿、皮疹、皮痒、溃烂等反应，即属阳性反应，并依据皮肤反应的强烈程度分级。

斑贴试验的缺点：不能被皮肤所吸收的过敏原容易出现假阴性的结果。反之，对皮肤有一定非特异性刺激的过敏原又可能出现假阳性反应。另外，每次受试的品种有限；观察的时间较长；

(2)抓伤试验：是一种比较简单而安全的方法。由于试验时不需消毒或特殊设备，局部疼痛少、不出血，结果又较贴斑试验准确而快捷，故比较适用于儿童。

操作方法：用钝缘的金属利器在选定的皮肤表面划出两道划痕，将可疑过敏原直接置于抓划处。15～20 分钟后观察皮肤反应并分级。

(3)点刺试验：也称穿刺或挑刺试验，是一种改良的抓伤试验。

试验方法：先放置受试过敏原于皮试部位，然后用特制的点刺针在受试皮肤中央点刺一下，将针尖刺至皮内约 1 毫米，然后轻轻挑开上皮即可，以不出血为度。

(4)皮内试验：是应用最广、结果较可靠、测试剂量控制较严格的一种方法。它可用于食物、吸入物、某些药物及昆虫毒液等的测试。

操作方法：将一定浓度的可疑过敏原逐一注入受试区皮内，15 分钟即可观察反应结果。

4. 进行特异性过敏试验安全吗

由于进入皮肤的抗原量和浓度是经过严格控制的，并且过敏皮试反应只发生在局部，因此，是比较安全的。偶有因皮肤试验而出现哮喘发作或周身性荨麻疹等反应者，经过适当的处理均能及时控制。但是亦有极少数高度敏感的患者，即使接触严格控制的抗原浓度及剂量仍可发生比较强烈的全身性反应，甚至引发过敏休克而死亡，如青霉素皮肤试验。

因此，应严格掌握皮试适应证及遵守操作规程，做好必要的应急准备。

5. 选择体内特异性试验有什么注意事项

①仅适于筛查可疑外源性过敏患者的致敏原。②过敏症处于非发作期，即避开患者的剧烈过敏发作期。③近期内未使用抑制过敏反应的药物如糖皮质激素、抗组胺药物等。④受试部位的皮肤没有处在激惹性刺激状态下。例如，明显的皮肤划痕症等此类患者如做皮肤试验容易产生假阳性反应。⑤受试部位的皮肤没有湿疹、荨麻疹或其他皮肤损害。

6. 是否还有其他体内特异性的诊断方法

除皮肤试验外，还有多种试验方法，如眼结膜、鼻黏膜、支气管黏膜、口腔黏膜试验等。眼结膜试验（将给定浓度的过敏原滴入眼结膜后观察眼部反应）的优点是反应快速、现象清楚生动。缺点是不适宜刺激性抗原检测；每次只能进行一种抗原的测试。

鼻黏膜激发试验(将抗原由鼻内吸入或滴入,或贴抗原纸片以激发过敏性鼻炎的症状)适用于花粉症过敏病史典型而皮内试验阴性者。这一试验表现生动,对患者和医生均有很好的说服力。其缺点为每次只能做一种抗原的测试。气管内激发试验与鼻黏膜激发试验相似。舌下试验(将可溶性过敏原置于舌下)的阳性反应往往不表现在舌下局部而表现在呼吸、消化、循环等系统。缺点是难控制过敏原的安全剂量与有效量。

7. 什么是食物激发试验

该试验是通过有准备地进食可疑过敏的食物,进一步明确患者对该类食物的敏感性,即观察可疑某种食物是否可以激发出过敏症状的试验。

受试前 24 小时禁食可疑食物。试前当天进食可疑食物。观察患者有无腹痛恶心、呕吐、皮疹、皮痒、腹泻、头痛、喷嚏、哮喘等过敏症状。如果进食后 3 小时内患者出现相应的过敏症状,并有呼吸、脉搏明显增快,或白细胞总数下降与激发前比相差 1 000 以上者,则为阳性反应。适用于有食物过敏史、皮肤试验未能确定的患者。

8. 发现不了过敏原怎么办

在经过各种检查仍不能确认过敏原、临床症状仍较重的情况下,可以采用某些对变态反应有良效的药物进行试验性治疗。如经过用药疗效显著则可以从侧面印证变态反应病的诊断。抗过敏药物有多种,如肾上腺素、β_2 受体兴奋药、各种抗组胺药物、各种糖皮质激素类药物等,药物的选择应依据临床医生的意见。

另外，在进行试探性药剂诊断时，必须全面考虑病情，注意所试用药物的禁忌情况和可能产生的不良反应。

9. 发现过敏原后怎么办

在确定过敏原后，最重要的是避免再次接触过敏原。能做到这一点的话，就可以做到“治愈”过敏症。所以，避免与过敏原的再次接触是十分重要的预防措施。目前，能够检测到的过敏原有很多种，还有更多的过敏原无法检测。有时，会出现对多种过敏原反应呈阳性或交叉过敏反应。此时，要注意过敏原检测的反应强度。对于反应强阳性的过敏原应尽力避免。对于难以避免再次接触的过敏原可以采取脱敏疗法进行治疗。另外，还需注意的是，大多数药物导致的过敏反应不能以皮试作为诊断。因此，合理用药也是预防过敏的重要措施。

10. 什么样的情况适合于脱敏治疗

脱敏治疗适合于过敏原明确，日常生活中难以避免，过敏症状明显者。

脱敏疗法最适用于吸入过敏原引起的哮喘，因为吸入性过敏原到处飘散，难以避免，故采用脱敏疗法是一种预防哮喘复发的重要措施。

目前使用最多的是舌下含服脱敏疗法。该方法为每天在相对固定时间将致敏提取物制剂滴在舌下含服 1～3 分钟。首先根据患者对过敏原过敏的阳性程度，确定脱敏液的起始浓度。在递增阶段应由小量到大量、由低浓度到高浓度，有规律地给患者皮下注射，直至维持阶段，再缓慢延长给药时间，最后停用。

舌下脱敏疗法目前只针对粉尘螨和屋尘螨过敏的患者，如尘螨引起的过敏性鼻炎、过敏性哮喘、过敏性结膜炎、过敏性皮疹、过敏性荨麻疹和过敏性结膜炎等。该法使用较安全，患者依从性好。由于是通过舌下给药，通常不会产生过敏性休克等严重不良反应，极少数患者偶有轻度皮疹或轻度腹泻，停止治疗或减量即可恢复。2001 年，世界卫生组织发表的白皮书显示：舌下含服脱敏完全可以取代传统的皮下注射疗法。

11. 什么时间采用脱敏疗法最合适

脱敏方法有两种：季节前脱敏和终年脱敏。

季节前脱敏是在好发季节前 2～3 个月进行，每年重复 1 次。季节前脱敏对单一的某花粉过敏效果较好。但对多种在不同季节开花的花粉过敏或尘螨过敏则不适用，应采用终年脱敏法，一般持续治疗 2～3 年，如连续 2 年基本不发作，可考虑停止治疗。

终年脱敏则需要常年使用脱敏药物。

12. 食物过敏也能脱敏吗

应当明确：避免与过敏原接触是最好的脱敏治疗。脱敏疗法又称减敏治疗，或称特异性免疫治疗方法，是将不能避免的并经皮肤试验或其他方法证实或怀疑的主要抗原性物质（药物或食物），制成一定浓度的剂型，以剂量逐渐递增及浓度递增的方法进行注射或服用，通过长期、反复、逐步强化的方法使过敏体质的患者接受这类特异性抗原，使之产生免疫耐受，进而，适应这类特异抗原刺激而不再发生过敏反应。所以，食物过敏是可以脱敏的。

13. 脱敏疗法有什么注意事项

脱敏治疗是一个漫长的过程，因此，需要坚持和信心。治疗过程中应注意：

(1)起效比较慢：脱敏治疗一般起效时间是3～9个月，但完成治疗需要用很长时间。一般需要2～3年以上。如采用皮下注射脱敏疗法还需要反复多次进行注射。因此，采用脱敏疗法就需要坚持治疗，否则，疗效不佳或需要更多时间来重新开始。

(2)一些患者对药物不耐受：舌下脱敏少见，反应较为轻微。皮下注射脱敏可能会有全身反应。在注射后应多注意观察一段时间，以便出现紧急情况，如呼吸急促、皮肤红肿发痒等，给予适当治疗和调整。

(3)疗效与个体差异：脱敏疗法的临床有效率在80%，因此，过敏症并非100%根治。

(4)在脱敏治疗期间可以配合口服药物治疗：如果脱敏疗法情况稳定，可以停止口服药，只需要做注射治疗即可。

14. 针对过敏症是否需要家庭备药

针对过敏症家庭备药的原则是依据病情和遵医生的嘱咐。针对过敏症较重的患者要常备抗过敏药物。抗过敏药物的主要作用机制是抗组胺。服药后可能会有头晕、瞌睡、心跳加快等不良反应。如果仅服用抗组胺药物症状仍不明显减轻，可以短期使用糖皮质激素，其剂量应遵医嘱。但不宜长期大量使用。对于更严重的过敏症状就是过敏休克，应事先做好充分准备。有一点应当明确：过敏休克是不适宜家庭治疗的。一旦发生应立即送医院抢救治疗。